교정의사를 위한 교합의 이해

교정의사를 위한 교합의 이해

잘못된 생각에 대한 반박

UNDERSTANDING OF OCCLUSION FOR ORTHODONTISTS

Refutation of Misconception

최 병 택
이 계 형
최 은 아
최 호 재

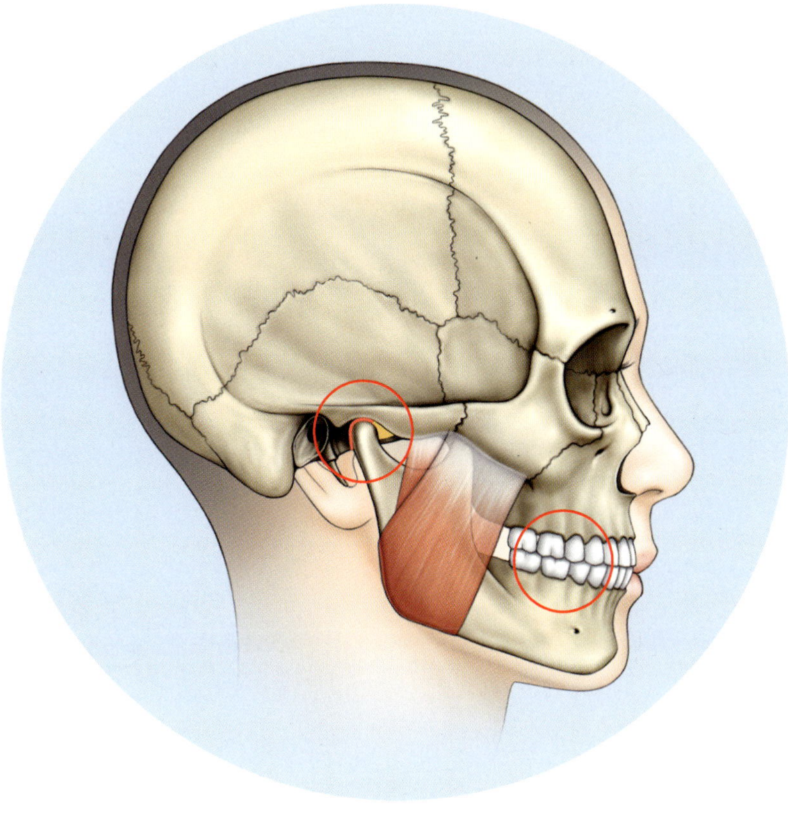

대한나래출판사

DaehanNarae Publishing, Inc.

#1507 SK V1 Tower
Younmujang 5 gagil 25, Sungdong-gu,
Seoul 04782, Korea
TEL: +82-2-922-7080
FAX: +82-2-922-0841
E-mail: nrpub@naver.com
Website: www.dhpub.com

교정의사를 위한 교합의 이해-잘못된 생각에 대한 반박
Understanding of Occlusion for Orthodontists-Refutation of Misconception

발행일 2018년 10월 25일
저자 최병택·이계형·최은아·최호재
발행인 최용원
편집디자인 이은의
표지디자인 이은의
교정·교열 최용원
발행처 **대한나래출판사** (등록 제2012-000051호/1994.6.10)
주소 서울시 성동구 연무장 5가길 25 (성수동 2가 315-61) SK V1 Tower 1507호
전화 (02) 922-7080
팩스 (02) 922-0841
이메일 nrpub@naver.com
홈페이지 www.dhpub.com

ISBN 978-89-5741-618-1

정가 50,000원

저자

최 병 택 (로스월 최병택치과의원)

치과교정과 전문의

치의학박사

로스교정의사회 명예회장

이 계 형 (여수 21세기치과의원)

치과교정과 전문의

치의학박사

로스교정의사회 회장

최 은 아 (서울 이바른치과의원)

치과교정과 전문의

치의학박사

로스교정의사회 부회장

로스교정교육 연구소장

최 호 재 (아리조나 A.T. Still 대학 치과교정과)

뉴욕치대 졸업

치의학석사

서문

이 책은 영어권의 독자들을 위하여 처음에 영문으로 쓰여졌다. 그러나 국내의 독자들이 책의 내용을 더 쉽게 이해할 수 있도록 한글로 번역하여 출판하게 되었다. 이 책을 쓴 의도는 교합 개념의 혼란을 겪고 있거나 혹은 잘못된 교합지식을 가지고 있을지도 모르는 교정의사들이 엉뚱한 길을 가지 않도록 하기 위함이다. 심지어 교합학을 오래 공부한 치과의사라 할 지라도 자신이 따르고 있는 이론의 타당성에 대하여 논리적 기반을 갖추고 있지 못하기 때문에 반대론자들의 의도적 궤변에 답을 하지 못하는 경우도 적지 않은 것으로 보인다.

이 책에서 우리는 gnathology에 근거한 교정치료에서 교합의 기본적 개념을 살펴보고 교합치료를 하는 임상가로서 교정의사들의 역할의 중요성을 부정하는 사람들의 오류를 반박하였다. 교정의사는 다른 치과 전문의에 비하여 악구강계의 기능을 완벽하게 개선시킬 더 많은 기회와 책임을 가지므로 우리는 포괄적인 치료에 대한 우리의 의무를 간과해서는 안 된다. 우리는 환자들에게 최상의 치료를 제공해야 하며 이러한 이유로 우리는 끊임없이 우리 스스로 필요한 임상적 기술을 배우고 훈련해야 한다.

우리가 제공할 수 있는 모든 근거들이 있음에도 불구하고 이미 스스로의 관점을 강하게 유지하고 있는 사람들을 납득시키는 것은 거의 불가능에 가깝다고 생각한다. 그러므로 우리는 gnathology를 비난하는 사람들이 빠르고 완전하게 변할 것이라고는 기대하지 않는다. 우리는 gnathology에 근거한 치료에 반대하는 몇몇 근거 없는 주장들을 논박하고 교정의사들이 최소의 시행착오만으로 최상의 결과를 얻을 수 있도록 이끌기 위해 이 책을 집필하였다.

최병택

목차

서론

현대적 의미의 교정치료 체계의 성립은 미국의 St. Louis에 'Angle School of Orthodontia'가 설립된 1900년부터 시작되었다고 볼 수 있다. 이후 많은 선학들의 끊임없는 연구와 노력 덕분에 교정학 분야에서 많은 발전이 있었다. 이렇게 교정학이 발전해 오는 동안 여러 가지 논쟁이 있었는데, 이들 중 몇 가지 예를 들면, '발치 대 비발치' 논쟁, 'fixed appliance' 대 'functional appliance' 논쟁, 'intrusion mechanics' 대 'extrusion mechanics' 논쟁, 'sliding mechanics' 대 'loop mechanics' 논쟁, 'traditional (anti–gnathological) orthodontics 대 gnathological orthodontics' 논쟁 등이 있다. 이 중 '발치 대 비발치' 논쟁은 치료 계획에 대한 논쟁이며, 'traditional orthodontics' 대 'gnathological orthodontics' 논쟁은 치료 목표에 대한 논쟁이고, 나머지들은 치료 방법에 대한 논쟁이라 할 수 있다. 이들 중 가장 첨예하게 대립된 부분이, 진단과 관계된 '발치 대 비발치' 논쟁, 치료 목표에 관계된 'traditional orthodontics 대 gnathological orthodontics' 논쟁이다. 치료에 있어서 발치 혹은 비발치가 결정되는 것은 결국 치료 목표를 어떻게 설정하느냐 하는 것과 관계가 깊으므로 이 논쟁 역시 궁극적 의미에서는 '치료 목표에 대한 논쟁이기도 하다. 이 글에서는 'traditional orthodontics 대 gnathological orthodontics' 논쟁에 대해 집중적으로 논의해 보고자 한다.

교정학에서 교합의 개념

현대 교정학이 태동한 후 110년의 긴 세월 동안 교정학계에 막강한 영향력을 가졌던 Angle의 영향으로, 교정학은 치과의 한 분야가 아니라 독립된 다른 분야로 인식되는 경향이 교정의사들 사이에 팽배해 왔다. 따라서 교정의사들에게 교합이란 보존과, 보철과 등 수복치과 영역에서만 필요한 개념이고, 교정 분야에서는 I급 구치관계와, 모호하지만 적절한 양의 overbite, overjet만 신경 쓰면 된다고 생각하는 경우가 많은 것으로 보인다. 우리가 궁금하게 여기는 것들 중의 하나는 왜 적당량의 overbite와 overjet이 필요한지를 과연 얼마나 많은 교정의사들이 알고 있는가 하는 것이다. 사실 overjet과 overbite의 기능적 필요성에 대하여 알고 있는 교정의사라면 그는 이미 교합의 한 부분을 잘 이해하고 있다고 보아도 무방할 것이다. 교정학 또한 엄연한 치과의 한 분야이기 때문에 교정의사들은 그들의 환자를 치료할 때에 치의학계 전체에서 보편타당하게 받아들여지는 학문적 원리를 충실히 이해하고 치료에 적용해야 한다(그림 1).

치의학 전반에서 가장 중요하게 이해되며 교육되고 있는 이상적인 교합의 양식은 상호보호교합

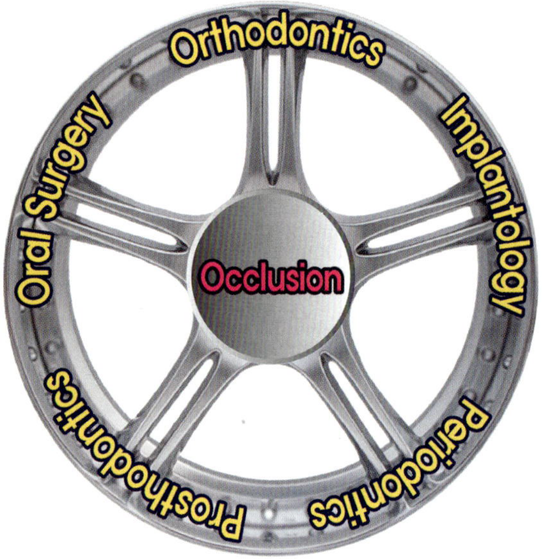

그림 1. 교합은 모든 치의학의 기본이다. 치주, 보철, 임플란트, 악교정 수술 분야뿐만 아니라 교정치료도 올바른 교합을 만들어 주는 것을 목표로 한다.

(mutually protected occlusion)이라고 생각한다. 가끔 견치보호교합(canine protected occlusion)이라는 단어로 상호보호교합을 설명하기도 하지만 엄밀히 말해 두 개의 교합 양식은 같은 것이라 보기 어렵다.

Roth[1]는 '상호보호적(mutually protective)'인 교합 양식과 측두하악관절과의 관계는 다음과 같은 속성을 보인다고 설명하였다.

1. 폐구 시나 운동 중에 불필요한 측방력이 가해지지 않으며 치주조직 내에서 응력이 골고루 분포되어 있다.
2. 교합 패턴이 측두하악관절의 운동 패턴과 조화를 이루어서, 치아의 접촉관계(tooth intercuspation)로 들어가거나 나오는 과정에서 유해한 치아접촉을 피하기 위하여 근신경계의 작동에 의한 회피운동 없이 하악골이 폐구와 활주운동(closure and gliding movement)을 할 수 있게 한다.
3. 하악의 운동 패턴에 간섭(interference)이 존재하지 않으므로 이갈이, 이악물기와 같은 악습관이 줄어든다. 또한 폐구 시 구치부의 disclusion으로 인해 구치부 교모의 가능성이 줄어든다.
4. 이상적인 치아의 interdigitation은 이상적인 condyle-fossa 관계와 조화를 이루는 것으로, 측두하악관절에 해가 되지 않는다.

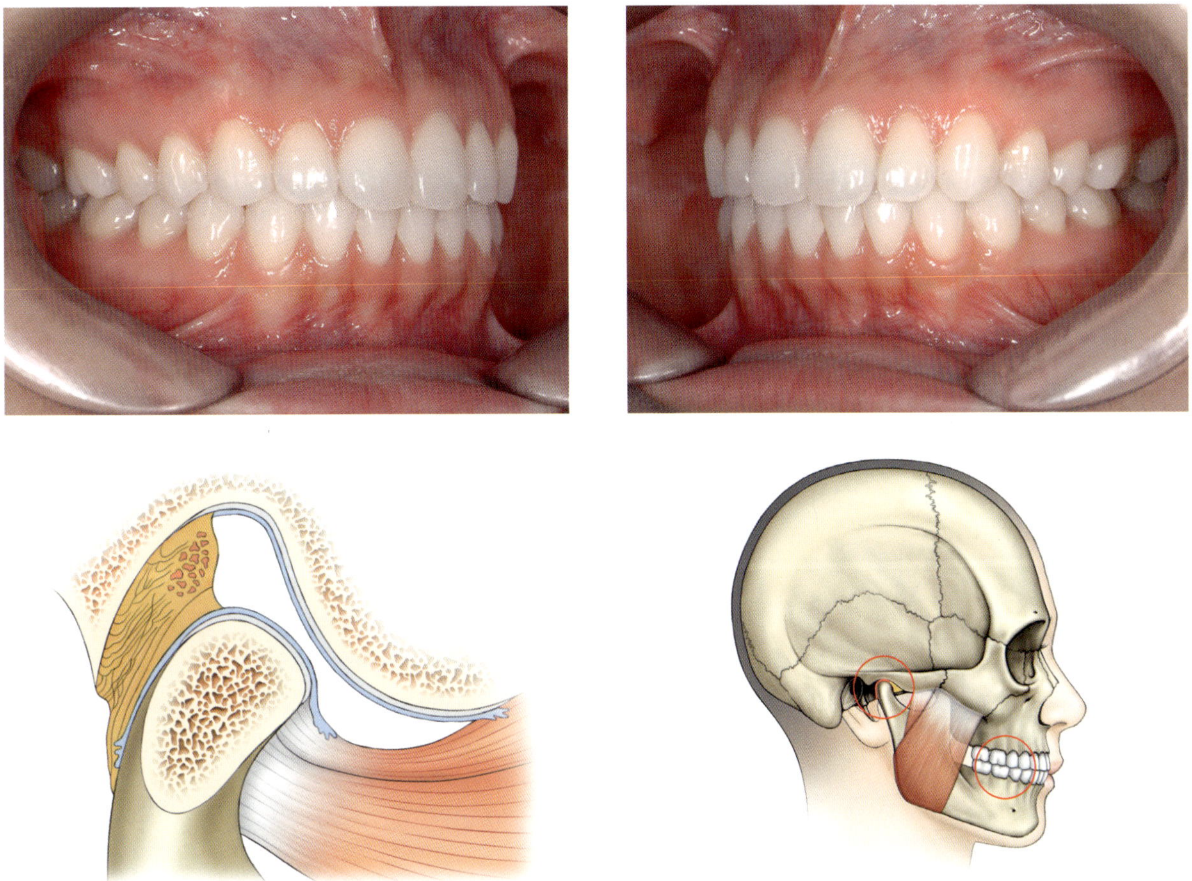

그림 2. Gnathology에서 추구하는 이상적인 교합은 mutually protected occlusion이며, intercuspal position(교두감합위)에서 하악은 CR(중심위)에 있는 것이다.

5. 폐구와 운동 시 근신경계 메카니즘의 최소한의 적응이 요구되어 좋은 근기능을 촉진시키고 근신경계의 이상기능, 근수축, 근경련, muscle splinting 등이 억제된다.
6. 하악의 border movement 시 간섭 없이 충분한 치아 교두의 높이를 가질 수 있으므로 저작기능의 효율성이 증진된다.
7. 이상적인 interdigitation과 condyle-fossa 관계는 적절한 치아 접촉과 연하를 지속적으로 유지할 수 있게 한다.
8. 최소한의 overjet과 overbite이 말하는 동안 적절한 관절 관계를 갖게 한다.
9. 거의 대부분의 사람들이 이와 같은 교합 관계를 편안하게 느낀다.

상호보호교합(mutually protected occlusion)이란 intercuspal position에서 하악골이 CR(centric relation)의 위치에 있는 것을 의미한다. CR은 "하악 과두가 glenoid fossa 내의 관

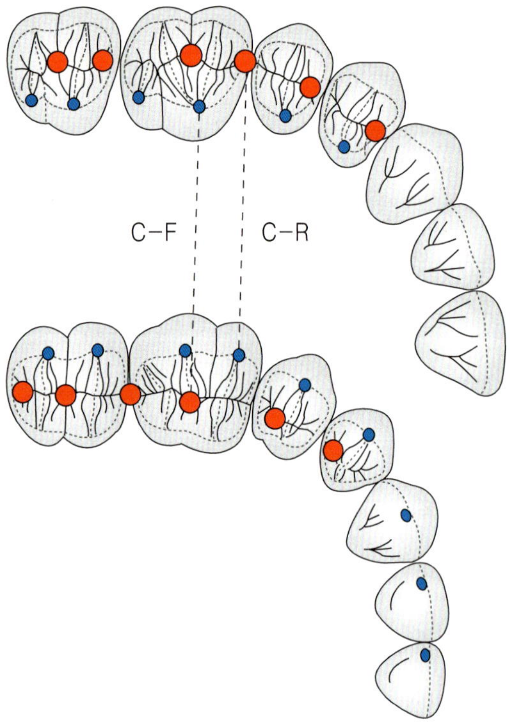

그림 3. 정상 교합자가 중심교합을 할 때에는 보통 cusp to fossa와 cusp to ridge의 두 가지 관계를 나타낸다.
C-F : cusp to fossa relationship
C-R : cusp to ridge relationship

절융기(eminentia, eminence)에 대하여 가장 전상방 위치에 있으며, 그 사이에 관절원판이 적절한 위치를 차지하는 상태(the position of the condyles in the glenoid fossae when they are in their most anterosuperior position against the eminentia with the articular discs properly interposed)"로 정의된다. Moffet,[2] Sicher,[3] Okeson[4] 등은 관절 조직이 CR 위치에서 어떻게 무거운 부하를 견딜 수 있도록 디자인되었는지 조직학적으로 기술함으로써 gnathology에 근거한 교합이 악구강계의 건강에 유리하다는 근거를 제시하였다.

이와 같이 gnathology의 선구자들에 의하여 이루어진 연구, 임상 실험, 그리고 임상적 경험을 바탕으로 하여 이상적인 기능교합에 대한 기준이 제안되었다. 이상적인 기능교합의 기준에 대한 이해는 교정학을 포함한 모든 치과 영역에서 매우 중요한 의미를 지니며 그 내용은 다음과 같다.

1. 치아는 maximal intercuspation 상태여야 하며, 이때 하악골은 두개골에 대하여 적절히 위치되어야 하는데, 이 경우 하악 과두가 관절와 내에서 전상방 위치에 놓이게 된다.
2. 폐구 시 구치부에 가해지는 stress는, 가능하면 구치의 장축에 평행하게 가해져야 하며 이에 따라 가해진 응력이 치주인대와 lamina dura로 잘 전달될 수 있게 한다.

3. 하악골이 이상적인 condyle-fossa 관계에 위치하면서 교합 시 구치들이 동일하고 일정하게 서로 접촉해야 하며, 이때 전치는 서로 의미 있는 접촉을 하지 않아야 하는데(0.005 inch clearance), 이는 전치와 지지조직에 불리한 측방력을 피하기 위함이다. 즉 교합 시 구치는 전치를 측방력으로부터 보호하는 역할을 한다.
4. Overbite와 overjet은 최소한으로 존재해야 하지만 충분한 overbite가 있어서 full occlusion에서 벗어나는 어떤 방향으로의 운동에서든 견치를 주된 유도 경사면(main guiding incline)으로 하여 전치부가 군(group)으로써 구치부를 즉시, 그러나 부드럽게 이개시켜야 한다.
5. 치아 교두 높이, 교두와(fossa)의 깊이, ridge와 groove의 방향이라는 관점에서 치아의 교두 위치와 교합 패턴이 하악 운동의 최대 범위(border movement)가 보이는 특성과 최대로 완전한 조화를 이루어야 한다. 이렇게 되면 측두하악관절에 의해 좌우되는 하악골의 운동 패턴에 치아의 간섭이 거의 영향을 주지 않게 된다.

이런 하악의 움직임은 하악의 측방경계운동(lateral border movement)과 조화를 이루고 가능한 한 부드럽게 일어나야 한다. 즉, 하악이 측방편심운동(lateral eccentric movement)을 할 때 견치가 후방 치아들을 교합되지 못하도록(disclusion) 만들어 줌으로써 파괴적인 측방압으로부터 구치들을 보호하는 교합 체계이다(그림 4). Mutually protected occlusion에서는 비교적 가파른 mediolateral cusp angle을 만들어줌으로써 masticatory stroke이 수직 방향으로 일어나고 그 결과 구치에 가해지는 힘이 치아의 장축으로 향하게 된다(그림 5A).

견치가 교합유도에 가장 적절한 치아라는 점은 다음 사항들로 설명할 수 있다.[5]

첫째, 견치에는 저작 효율을 높이기 위한 occlusal table이 없으며, guidance에 적합한 lingual concavity를 가진다.

둘째, 견치는 양호한 치관/치근 비율을 가지고 있어서 치관에 전달되는 힘이 지레에 의해 증가되지 않고 치주조직에 전달될 수 있다. 통계학적으로 견치는 가장 마지막에 상실되는 치아로 알려져 있다.

셋째, 견치 치근은 인접 치아의 치근보다 커서 감각 수용기를 갖는 치근막의 면적이 넓다.

넷째, 견치는 III급 lever arm의 끝부분에 전략적으로 위치하여 기능 시 기계적 효율이 떨어진다. 그러므로 저작보다는 유도에 적합하다(그림 5B).

다른 교합 체계로서 group function이 존재하는데, 이 교합 체계에서는 하악이 측방으로 운동

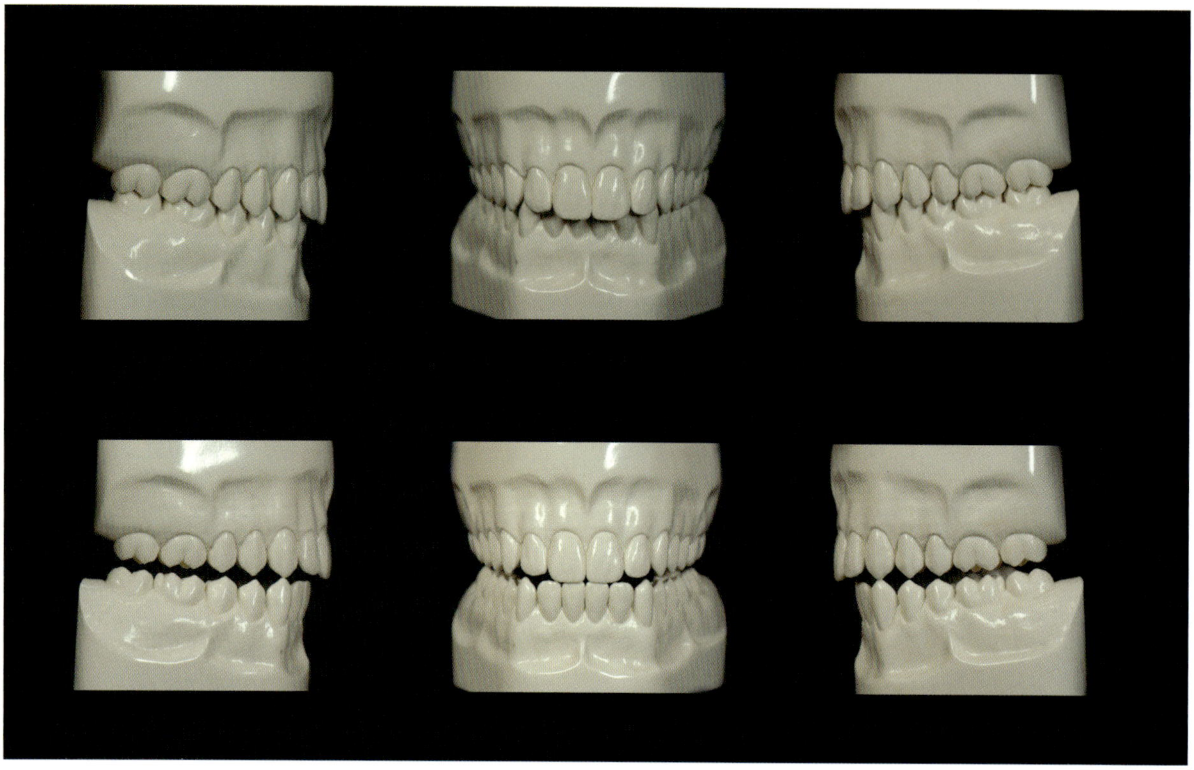

그림 4. 하악이 전방으로 운동할 때에는 전치들의 접촉에 의하여 구치가 즉시 서로 떨어져야 하며, 하악이 측방으로 운동할 때에는 상악 견치의 설면이 하악 견치가 접촉하며 미끄러지는 유도면으로 작용하여 나머지 모든 상·하악 치아들의 접촉이 역시 즉시 떨어져야 한다.

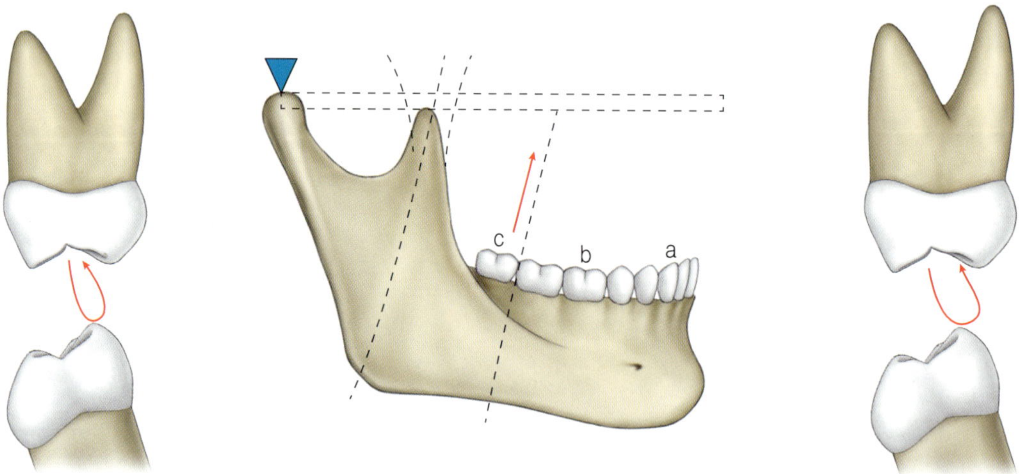

그림 5.

A, Canine–guided occlusion에서는 저작 stroke이 더 수직적이어서 그 힘이 치아의 장축 방향으로 가해진다.

B, 치아 유도가 전방에 위치(a)할수록 저작근의 기계적 효율은 낮아지며, 치아 유도가 power muscle closure area(c)에 존재한다면 저작근의 기계적 이득이 증가된다. 여기서 증가된다는 말은 무리한 힘이 가해질 수 있다는 뜻이다.

C, Group function과 같은 종류의 교합에서는 저작 stroke이 더 넓고 평퍼짐하며, 작업측 편심 stroke는 centric occlusion(중심교합)을 향해 들어가거나 지나쳐 가기도 한다.

시 보통 견치와 소구치가 동시에 유도면(guidance surface)으로 기능하게 된다. 그러나 group function에서는 하악이 측방운동을 할 때 비슷한 양의 힘이 여러 개의 치아에 동시에 분배되어야 하므로, 유도면으로서 사용되는 치아가 견치 하나인 상호보호교합을 형성하는 것보다 훨씬 만들어주기 어렵다. 상호보호교합에 비해 group function에서는 저작 stroke이 횡적으로 더 넓게 나타난다. 넓은 chewing stroke은 grinding chewing pattern이 발생했을 때 더 나쁜 영향을 끼치게 되는데, 지나치게 강한 수평력은 치아에 측방 stress를 가하게 된다. Group function에서 흔히 볼 수 있는 비정상적인 chewing은 mediolateral 혹은 anteroposterior 방향으로 horizontal bruxing을 하는 것이며, 이것은 마모를 유발하고 조기 접촉을 발생시켜 지속적인 bruxing을 유발할 수 있다(그림 6).

Scaife[6]는 1,200명의 젊은 North American을 관찰한 결과 25세 이하에서는 편측성 혹은 양측성 견치 유도가 가장 많고, 40세 이상에서는 group function guidance가 많았다고 보고하였으며, 생리학적 한계 내에서 치아에 가해지는 axial loading은 치주인대의 principal fiber가 균일한 tension를 갖는 것이 이상적인데, 치아에 대한 수평력은 tension과 compression 부위를 발생시키므로 수평력을 최소화하는 노력이 필요하다고 하였다.

이 두 가지 교합체계에 대해 Christensen[7]은 "세월이 흐르며 치아 마모가 생기고 견치의 마모

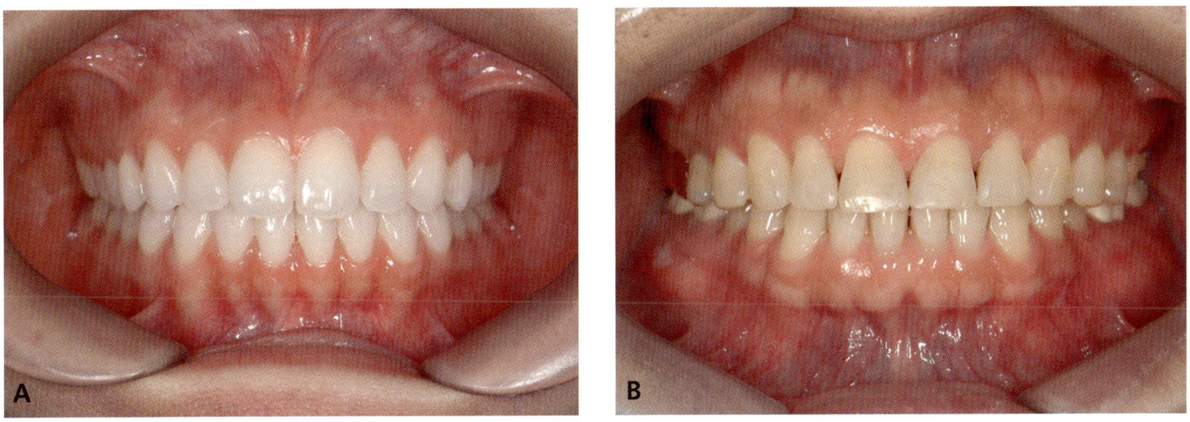

그림 6. 대개 group function을 보이는 환자들은 견치와 절치를 포함하는 거의 모든 치아에서 심한 마모가 관찰되는 것이 보통이다. Group function이 인구 중에서 특정 빈도로 관찰된다고 하더라도 이것이 교합치료의 이상적인 목표가 될 수는 없다. 단, group function을 보이는 환자에게서 부분적인 수복처치를 할 경우에는 기존 group function에 맞추어 시행할 뿐이다. 전체 교합을 고칠 경우에는 mutually protected occlusion을 이상적인 목표로 삼아야 한다.
A, Canine protected occlusion을 보이는 환자의 구강.
B, Group function을 보이는 환자의 구강.

면이 평탄해져서 견치 대 견치의 관계에서 나머지 치아들이 모두 접촉하는 일도 생긴다"고 언급하며, group function도 정상적인 교합 체계로 보아야 한다고 주장하였다. 그러나 그가 놓치고 있는 중요한 사실은, 오랜 세월 동안 지속적인 사용으로 인하여 발생하는 인체 조직의 마모는 막을 수 없지만 이것이 과도하거나 나이에 맞지 않게 일찍 발생하는 것은 문제가 된다는 것이다. 누구나 나이를 먹으면 주름살이 생기지만 겨우 열다섯 살의 나이에 예순 살의 사람이 가지는 주름을 얼굴에 가진다면 그것은 비정상이다. 마찬가지로 교합면의 심한 마모를 가지며 group function을 보이는 사람들의 수가 인구의 어느 부분을 차지한다고 해서 그것이 모든 사람이 가져야 할 이상적인 교합체계는 아니라는 점을 인식할 필요가 있다. 요약하면, group function을 보이는 인구가 적은 수가 아니라고 할지라도 이것이 이상적인 것으로 간주되거나 표준화되어서는 안 된다는 것이다. 예외적으로 원래 group function을 보이는 환자에서 아주 적은 범위의 수복치료가 행해지는 경우 기존에 가지고 있는 group function을 유지하는 방향으로 치료를 하기도 한다. 그러나 group function을 가지고 있는 사람에게 전체교합재구성(total occlusal reconstruction)이 필요한 경우, 굳이 생리학적으로 불리한 다른 종류의 교합을 만들어 주기보다 생리적이며 생체역학에 부합되는 상호보호교합을 형성해 주는 것이 목표가 되어야 마땅하다.

교정학에서 gnathology

Roth는 인간의 악교합 기능을 연구하는 학문인 gnathology를 근간으로 하여 교합학과 수복치과학 분야에서 오랜 세월 동안 임상에 적용되어 온 기능교합의 개념을 처음으로 교정학에 성공적으로 접목시킨 큰 업적을 남겼다. 그는 환자에게 최대의 심미성과 기능이라는 혜택을 제공하기 위해 다른 치과 영역에서와 마찬가지로 교정치료에서도 환자에게 상호보호교합(mutually protected occlusion)을 만들어 주어야 한다고 주장했다. Andrews의 '정상교합을 위한 6 keys'를 달성함으로써 이상적인 기능교합과 치료 결과의 안정성을 얻고자 노력하였고, 이 목표의 달성을 위해서는 반드시 환자의 모형을 교합기에 탑재하여 진단하고 치료 계획을 세우는 것이 필수적이라고 하였다.

교정학에서 교합이론에 대한 논쟁

1990년대 중반, Angle Orthodontists와 American Journal of Orthodontics & Dentofacial Orthopedics를 통해 여러 명의 교정의사들이 교정 환자들에게 기능교합을 만들어 줄 것을 주장한 Roth의 교합 개념에 대하여 반론을 제기하며 논쟁을 일으킨 일이 있었다. Utt와 Wood에서 시작된 이 논쟁이 계속되는 중, Rinchuse를 포함한 몇몇 교정의사들은 교합에 있어서 gnathology 개념이 다른 일반적인 치과 영역에서와 마찬가지로 교정학에도 적용되어야 함을 주장한 Roth의 생각에 반론을 제기하였다. 그들은 TMD와 교정치료 간에 연관이 없다고 결론을 내린 소수의 논문들에 근거하여, 교정치료 중 과두의 위치를 고려할 필요가 없음을 주장하였다. 또한 그들은 CR의 위치에 대한 정의가 glenoid fossa에 대해 rearmost, uppermost, midmost로 위치하는 것(RUM)에서 최전상방에 위치한다는 것(AUM)까지 수십 년간 계속 바뀌어 오며 학문적인 일관성을 가지지 못하고 있음을 주장하였다. 그들은 자신들의 입맛에 맞는 듯한 몇몇 논문들을 인용하여, 측두하악관절에 통증이나 불편감을 느끼지 않는 환자에서 여러 종류의 교합 양식이 발견되었는데, 가장 흔한 교합 양식은 group function이라 주장하였으며, 따라서 gnathology에서 이상적인 교합이라고 말하는 상호보호교합으로 치료를 마무리할 필요가 없다는 주장을 펼쳤다. 더 나아가, 그들은 교합기를 사용하여 환자의 교합을 파악하여 진단하는 것에 대해서도 논리가 부족한 반대 의견을 내 놓았는데, 그들의 주장은 교정치료에 있어서 교합기가 하악 운동을 완벽하게 재현할 수 없으므로 과두 위치과 하악 운동을 파악하기 위해 교합기를 사용할 필요가 없다고 하였고, 교정치료와 TMD가 서로 관련이 없다는 극소수의 논문을 마치 면죄부나 되는 것처럼 인용하며 교합기의 사용은 교정치료 중 TMD와 교합 간의 관계를 이해하는 데 불필요하다고 주장하였다.

이와 같은 논쟁에 대해 Roth는 "비록 그들이 TMD와 교합 간에 연관성이 없다는 주장을 믿고 있다고 하더라도, 교정의사들이 이상적이고 좋은 교합을 만드는 것을 치료 목표로 삼거나 과두 위치, 하악 운동에 대한 과학적 개념을 가지는 것을 막을 권리는 없다."라고 말한 바 있다. 이에 대해 Hockel[8]은 "Rinchuse는 'arcon'형 교합기'의 임상적 유용성, 하악의 hinge axis position, 교합기에 부착한 모형의 임상적 가치 등에 대해 거의 감을 잡지 못하고 있는 듯하다."고 비판하였으며, Wood[9]는 "Rinchuse는 교합을 연구하는 데 필요한 임상 원리를 무시한 채 자신의 편견에 의해 문헌들을 해석했기 때문에 교정치료에는 교합에 대한 고려가 필요 없다고 생각하는 듯하다."는 의견을 피력한 바 있다. 그러나 21세기에 들어서도 Rinchuse 등은 evidence-based dentistry의 연구 방법론을 그릇되게 적용하여 교정치료에서 Roth의 교합 개념에 대해 지속적으로 비판하였다. Evidence-based science를 지지하는 연구 방법론이 어느 특정인들에 의하여 다른 학자들이나 학설들을 의도적으로 공격하는 데 부당하게 사용된 예는 무수히 많다.

왜 유별나게 교정학이라는 학문에서는 같은 치의학 분야에 속하는 보철학이나 수복학의 개념과는 다른, 납득하기 어려운 주장들이 힘을 얻고 있는지 이해하기 힘들다. 치의학 분야에서 우수한 선학들과 임상가들에 의해 보고되고 축적된 심도 있는 관찰과 과학적 연구들이 엄청나게 많음에도 불구하고, 교정학 영역에서 교합과 하악 운동에 대한 이론은 과소평가되고 무시되어 왔다. 이 현상을 이해하기 위해서 우리는 먼저 gnathology를 부정하는 일부 교정의사들에 의해 악용된 evidence-based dentistry에 대해 살펴보고자 한다. 다음으로 오류투성이인 이들의 논리를 하나하나 반박하고 왜 그들이 우리와는 다른 결론을 도출했는지에 대한 궁금증을 해소하기 위해 그들의 잘못된 주장을 싣고 있는 논문들을 심도 있게 살펴볼 것이다.

Evidence-based dentistry: 정의와 한계

Evidence-based dentistry(EBD)란 특정 임상 상황에 관계된 증거를 검토하기 위한 체계적인 접근법으로, Evidence-based medicine(EBM)에서 시작되어 치의학 분야에 적용된 것이다. EBD를 적용함으로써 임상에서 환자를 치료하는 데 정확한 정보를 제공하여 환자를 만족시킬 수도 있고, 치과의사가 법적인 문제로 곤란을 겪을 때 보호하는 역할을 하기도 한다. 더 나아가, systematic review의 결과를 요약한 정보들을 이용하여 치과의사는 더 좋은 의사결정을 할 수 있는 데 도움을 얻기도 한다. 무엇보다도 가장 좋은 점은 편견을 최소화하여 가장 적절한 정보를 제공할 수 있다는 것이다.

표 1. Hierarchy of evidence with the best evidence

Hierarchy of evidence

Best evidence ↑

- Randomized controlled clinical trials
- Nonrandomized controlled clinical trials
- Cohort studies
- Case-control studies
- Crossover studies
- Cross-sectional studies
- Case studies
- Consensus opinion of experts in the appropriate fields of research or clinical practice

(ADA policy statement on evidence-based dentistry. Available at: www.ada.org/prof/resources/statements/evidencebased.asp. Accessed Nov. 25, 2003.)

'Best evidence'란 double blind, placebo controlled, prospective, longitudinal, RCT (randomized controlled trials) 등의 실험 디자인을 의미하는데, 실제로는 많은 경우 시간적 이유나 윤리적 또는 경제적 이유로 시행하기가 매우 어렵다.[10] 만약 Randomized controlled trials을 얻기가 힘들다면 과학적 근거가 강한 것부터 non-randomized controlled clinical trials, cohort studies, case-control studies, crossover studies, cross-sectional studies, case studies, 전문가의 공통된 견해 등에서 얻어진 정보의 순으로 과학적 근거를 찾는다.

Evidence-based paradigm, 즉 어떠한 임상적 결정을 내리는 데 있어서의 세 가지 모델은 다음과 같다.[11] 첫 번째로 가장 단순한 모델인 experimental model은 연구자의 개인적 경험으로부터 지지를 얻어 직접적 피드백을 제공하지만, 편견에 대하여 철저하게 검토하지 못하는 것이 단점이 될 수 있다.

두 번째 모델은, 임상가의 경험과 우리가 얻을 수 있는 가장 우수한 연구 데이터를 종합하는 모델로, 편견을 최소화하기 위해 당면한 임상적 질문에 대해 비판적으로 평가할 수 있는 과학적 연구를 찾아야 한다. 두 번째 모델은 첫 번째 모델보다 임상적으로 더 나은 결정을 내릴 수 있으나, 끊임없이 근거를 찾아야 하는 것이 현실적으로 불가능하고, 여전히 편견에서 완전히 자유로울 수 없다.

세 번째 모델은 systematic reviews로, 과학적 연구에서 얻은 근거를 체계적으로 평가하고 합성하는 과정이다. 즉, 신뢰할 만한 모든 정보를 취합할 뿐만 아니라 정보의 질을 평가하며 결과를 요약하는 것이다. EBD의 궁극적인 목표가 임상적 질문에 대한 최선의 답을 제공하는 것이라면, systematic review에 근거를 둔 RCT가 가장 이상적인 방법이 될 수 있을 것이다.

Systematic review를 위한 검색 전략은 다음과 같다.

1. 임상적 질문을 정한 뒤 다른 연구들처럼 review protocol을 만든다.
2. 검색에 어떤 데이터베이스를 사용할지 결정하여 연구를 시작한다.
3. 검색이 완료되면 연구문헌 선택과 배제의 기준을 설정함으로써 필요한 연구를 선택한다. 부적합한 논쟁을 배제하기 위하여 검색한 모든 문헌을 살펴보아야 한다.
4. 다음으로 각각의 연구들로부터 데이터를 수집한다.
5. 다음 단계는 연구에서 얻어진 발견을 통합하고 요약하는 과정이다. 정량적 데이터의 경우 meta-analysis나 decision analysis를 사용한다.
6. 마지막으로, 결과를 해석하고 근거를 통합한 뒤 근거와 추천의 단계(level)를 결정한다.

Systematic review가 과학적 논문을 준비하는 데 매우 훌륭한 방법론이기는 하나 몇 가지 생각해 보아야 할 점이 있다. 연구자는 이 방법론을 객관적이면서도 정확하게 사용해야 하는데, 현실적으로 이 방법론 자체가 매우 복잡하기 때문에 익숙하게 이용하는 것이 쉽지 않다. 더욱이 이 모델은 적용하는 데 많은 시간이 소요되며, 임상적 질문의 범위가 매우 좁은 경우가 많아 모든 임상 질문에 적용할 수 없다는 한계를 가지고 있다.

Systematic review 시 잠재적으로 편견(bias)이 발생할 수 있는 이유들은 다음과 같은데, 불완전한 검색 리스트, 연구를 포함하거나 배제시키는 과정에서 연구자의 주관 개입, 포함된 연구의 strength에 대한 객관적인 평가 실패, 연구 결과들의 주관적인 합성 등이 그것들이다(표 2). 특히, 특정 연구를 포함할지, 배제할지에 대한 주관적 결정이 아주 중요한 요소로 작용할 수 있는데, Johnston은 논문을 포함시키고 배제하는 기준의 선별이 부적절하며, 본인의 논문을 포함시

표 2. Steps in performing systematic reviews

Steps in performing systematic reviews

1. Formulate one or more related key questions identifying 4 crucial elements:
   a. Population or patient types
   b. Intervention or exposure – the treatment or clinical condition of interest
   c. Comparison – if appropriate, an alternative treatment or control
   d. Outcome – measures used to assess the effects of an intervention or exposure
2. Define inclusion and exclusion criteria for the research data
3. Design the research strategy
   Usually a search of many online databases library searches, and reference searches
4. Determine study eligibility
   Usually done by two reviewers making independent reviews and eliminating studies that do not meet criteria
5. Extract information in a standardized manner from the included studies
6. Analyze and presenting the results
   Should be presented in one or more evidence tables
   A summary should be prepared to describe the characteristics and findings of the studies, as well as information on why studies were excluded
7. Interpretation of the evidence
   a. The only step that allows for some subjectivity
   b. Discuss limitations and strengths of the evidence and discuss the applicability of the study results to the clinician's work

Systematic reviews를 시행하는 단계로 가장 중요하다고 생각되는 evidence를 interpretation 하는 단계에서 주관적인 견해가 들어가는 것이 역설적이다.

키는 경향이 있다고 하였다.[12] 대표적인 예로 Rinchuse 등의 논문을 들 수 있는데, 그가 인용하는 논문들 중의 상당수가 자신의 것들이라는 점이 흥미롭다. 또한 Roth도 이러한 편견에 대해 언급한 바 있는데, 그는 교정학 저널의 게재 심사위원들이 실험에 근거한 임상적 견해에 반하는 편견을 가지고 있으며, 많은 임상 연구가 임상 경험이 별로 없는 연구자에 의해 수행되고 있으므로 잘못된 결론을 도출할 수밖에 없다고 말하였다.[13]

또한, 2000년부터 2004년까지 발표된 교정 영역의 systematic review들을 살펴보면, 중요한 방법론적 요소가 결여되어 있거나 적절히 기술되지 않았음을 알 수 있는데, 16개 review 중 Medline만 검색한 경우가 56%, 데이터베이스의 이름이나 검색 날짜 기록이 누락된 경우가 37%, 검색 전략 누락이 62%, 연구 선택을 위해 여러 연구자가 참여하지 않은 경우가 75%였으며, 모든 언어로 된 연구를 포함하지 않은 경우는 81%에 달해 문제점으로 지적할 수밖에 없다.[14]

Richards[15]는 많은 치과 분야의 systematic review들이 진정한 최종적 결론(endpoint)이 아닌, 빈약하게 정의된 중간의 결과 값으로 평가하므로 결론이 타협적일 수밖에 없으며, 일반적이고 광범위한 질문을 채택함으로써 정당성이 의문시되는 결론을 도출하는 경우가 많다고 하였다. 따라서 교정 임상가나 저널 편집자들은 모든 systematic review의 결론을 진리인 것처럼 그냥 받아들여서는 안 되며, 결과의 비판적 평가와 조심스러운 해석이 필수적이라고 했다.

Systemic review에 개재될 수 있는 편견 이외에, RCT의 방법론 자체의 한계는 다음과 같이 요약할 수 있다:

1. 오랜 시간 경과에 따른 협조도의 문제,
2. 잘 디자인되고 cost-efficient한 cross-sectional study (cohort 또는 case-control studies)로 많은 교정 임상적 질문들을 처리할 수 있으므로 굳이 RCT에 의존하지 않아도 되는 점,
3. 모든 임상적 질문에 적용할 수 없다는 점,
4. 윤리적인 문제, 즉 동등한 치료대안이 없을 때 실험군과 대조군으로 편입시키는 무작위법은 비윤리적일 수 있다는 점.

더욱이 교정학 이론과 같은 전통적인 주제에 관한 임상적 답을 찾기 위해 행해진 systematic review가 최근의 논문에 바탕을 두고 작성되었다면, publication bias 역시 문제가 될 수 있다.

즉, 전통적 주제에 대한 논문이 심사를 받을 때 전통적으로 알아왔던 결론과 다른 경우 publish 가능성이 크고, 반대로 거의 차이가 없는 논문이라면 publish 가능성이 낮다는 것이다. 따라서 최근의 논문을 이용하여 systematic review를 작성한다면 정확하지 않은 결론의 종합체가 될 가능성이 크다. 덧붙여 학술지의 본질과 논문 심사자들의 편견 역시 systematic review를 행하는 데 문제가 될 수 있다.

이와 유사하게, Keim[16]은 "제한적인 포함 기준으로 인해 가치 있는 지식이나 임상 경험을 무시하게 된다."고 하였으며, Dietrich[17]는 "high-quality RCTs는 많은 치과치료나 술식에서 현실적인 목표가 되지 못하기 때문에 잘 디자인된 관찰적 연구가 실현 가능하고 비용 대비 효율적인 대안이 될 수 있다."고 하였다.

이제 최근의 임상 교정과 관련하여 evidence-based dentistry를 생각해 볼 차례이다. EBD는 교정학의 시작부터 1930년대 Angle에 의해 교정학이 발전했던 시기까지의 'expert의 시대', 그 다음 50년의 'science 의 시대', 그리고 최근의 'evidence의 시대'들을 조사하여 우리가 정확한 근거를 가지고 모든 임상 질문들에 대한 대답을 해야 한다고 말한다. 우리는 우리가 주장하는 교정치료를 하는 동안 functional occlusion의 필요성을 연구해야 하고 그러한 논리에 따라 논문을 작성해야 한다. 만일 그렇게 하지 않거나 그렇게 하는 것이 불가능하여 evidence가 부족하다면 우리는 스스로 책임을 받아들여야 한다. 그러나 이전에 언급한 바와 같이 임상 교정의 영역에서뿐 아니라 functional occlusion을 포함하는 치과의 거의 모든 분야에서 high level of evidence를 이용한 systematic review로 증명된 연구는 없다.

이것은 functional occlusion을 반대하는 사람들이 내세우는 논리에도 똑같이 적용된다. Rinchuse는 gnathologist들이 TMD의 원인으로 교합과 condylar position을 지나치게 강조하고 있다고 지적하였고, TMD의 원인을 biopsychosocial-medical model(orthopedics / neuroscience / chronic pain theory / sleep neurophysiology / genetics / psychosocial)로 설명하였다. 이 주장은 Rinchuse가 지지하는 evidence-based concept로 평가될 수 있으며 그래야만 한다. 그의 논문이 evidence-based science가 되려면 그는 인용된 연구의 실험을 하는 동안 가능한 모든 다른 원인들을 배제했어야 한다. 달리 말하면, 그들 연구의 대상들에게 다른 치과적 문제가 없었어야 하며, 엄격하고 객관적인 criteria를 먼저 적용했어야 한다. 그뿐만 아니라 교합과 condylar position을 분석하는 데 있어서 전문가가 질환의 원인이 교합이나 하악 과두의 위치(condylar position)와 관계가 없음을 증명해야 한다. 논문을 작성할 때 자신이 입증하기 원하는 주제에 대하여 전문 지식이 없거나 이미 편견을 가진 자기 자신이 내 놓는 결론을 우리는 신뢰할 수 없다. 전문 지식이 없는 사람은 올바른 방법론을 적용할 능력도 없다. 올바른 방법론을 사용하지 않고서 올바른 결과를 얻을 수 없다. 그러므로 전문가가 아닌 사람이 분석한 교합과 과두 위치는 연구에 사용되거나 적용되어서도 안 된다.

Rinchuse가 자신의 주장을 evidence로 만들려면 그가 애써 중요성을 부정하는 교합기를 사용하지도 말고 편견에 가득 찬 systematic review 등을 이용하지 말고 우리가 납득할 수 있는 다른 과학적인 증거를 제시하여 질환이 교합이나 하악 과두의 위치(condylar position)와 인과 관계가 없다는 것을 증명해야 한다. 덧붙여서 biopsychosocial-medical model에서 제시한 TMD의 여섯 가지 원인들도 역시 evidence-based model로서 설명되어야 한다. 그러나 그는 여섯 가지 중 아무 것도 증거를 들며 설명한 일이 없다.

여기에서 우리는 사람들이 systematic review와 review article을 혼동하고 있는 것은 아닌지 생각해 보아야 한다. Review article에서 저자는 그들의 주장을 뒷받침하는 쪽으로 편집을 하거나 그러한 논문에 더 높은 중요성을 부여할 수 있다. 또한 이러한 논문에서의 실험은 evidence의 특정한 수준을 요구하는 것도 아니다. Systematic review라는 타이틀을 달거나 'evidence-based'라는 용어를 사용하려면 data collection의 목표가 된 각 논문들이 가장 높은 수준의 evidence를 가져야 하고(즉, double blind, placebo control, prospective, longitudinal, experimental design with RCTs), 그러한 evidence를 가진 충분한 수의 연구를 모은 후에 우리는 앞서 기술했던 모든 편향을 배제하는 객관적인 방법으로 그것들을 분석해야 한다. 단지 reference의 수가 많다는 이유로 그것들을 evidence-based라고 부를 수는 없다. 각 reference는 highest standard가 되어야 한다. 그러나 많은 경우에 실제 교정 분야에서 이러한 과정은 가능하지 않다. 이러한 이유로 유감스럽게도 몇몇 논객들에게는 evidence-based dentistry가 임상 교정 영역에서 그들 자신의 주장을 증명하는 방법론 이라기보다는 다른 사람의 주장을 비판하는 데 더 적합한 방법을 제공해 온 것 같다.

만일 우리가 A, B, C라는 학설로 구성된 Z라는 세계가 있다고 생각할 때, A가 한 세기 이상을 main theory로 받아들여져 왔음에도 불구하고 A가 현재의 evidence-based science의 방법으로 100% 뒷받침되지 않는다는 이유만으로 B와 C가 옳다고 주장하는 것은 정말로 논리적이지 못하다. 만일 Z라는 '사실들로 이루어진 세계'에서 'A가 아니라면 B나 C이다'라는 확고한 사실에서 출발하지 않았다면 그렇게 성급하게 내리는 결론을 진실된 evidence based science라고 여길 수 없다.

우리가 임상 교정 분야에서 모든 조건이 완벽한 systematic review를 수행하고 evidence-based science를 논의할 수 있는 사람을 찾기는 결코 쉽지 않을 것이다. 스스로의 학설을 'evidence'라는 말로 정당화하고, 순진하거나 지식이 충분하지 못한 다수의 임상가들이 evidence-based science의 진정한 의미와 누군가에 의하여 의도적으로 해석된 정체를 정확하게 알지 못하는 허점을 이용하여 스스로의 궤변을 합리화하는 심각한 과학적, 도덕적 위험성이 도사리고 있는 것으로 보인다. 수십 년간 지켜져 왔던 것을 한 순간에 깨뜨린다는 것은 누구에게나 쉽지 않을 것이고 자신들의 것을 인정받기 위해서는 evidence-based science뿐 아니라 더한 것도 나쁘게 이용할 수 있을 사람들이 적지 않을 것이다.

교정학에서 gnathology를 반대하는 대표적 논문에 대한 반론

Rinchuse는 2009년 'Myths of orthodontic gnathology'[18]라는 논문을 발표하였다. 이 논문은 그간 계속 주장되어 온 gnathology에 대한 비판들을 총체적으로 종합해 놓은 것이라 생각되어 그 내용을 자세히 살펴보고 그들의 모순과 궤변을 지적하고자 한다.

제목에 대한 반론

Rinchuse는 그가 사용한 'Myths of orthodontic gnathology'라는 제목 자체에서 엄청난 오류를 범하고 있다. Gnathology는 단순히 수복치과나 교합학 분야 일부에서만 다루는 학문이 아니라, 치과대학생과 같은 치의학 입문자부터 고도의 치의학 지식을 갖춘 전문가들까지 포함하는, 치의학을 공부하는 모든 사람들이 기본적으로 배우고 적용하는 학문이다. 트럭을 운전하든지 경주용 차를 운전하든지 자동차를 운전하는 사람이라면 누구나 자동차의 기본 작동 원리와 도로교통법규를 알아야 하는 것과 마찬가지로, 치의학에서 반드시 필요한 지식이 바로 악구강계의 생리와 교합이론을 포괄하는 gnathology라고 말할 수 있다. 자동차의 운전기술과 도로교통법을 모르고 운전을 한다면 끔찍한 결과를 가져올 수 있는 것과 마찬가지로, 치과의사가 환자를 치료할 때에 교합이론이나 우리의 악기능계통의 체계적 지식을 무시한 채 임상에 접근한다면 그 치과의사가 만들어 낼 결과물은 어떨지 짐작하고도 남는다. 지금 Rinchuse는 'orthodontic gnathology'라는 용어를 사용함으로써 그가 gnathology를 어떠한 시각으로 바라보는지 자신이 증명한 셈이다. 아마 그는 gnathology라는 학문이 '엄연한 교합치료의 한 분야인 교정치료'와는 무관하며 교합학 분야나 수복치과학 분야에서만 다루는 것쯤으로 생각하는 것 같이 보인다. 실제 치의학에서 교정치료는 치조골 내에서 치아를 이동시켜 교합 전체를 재구성하는 치료(total occlusal reconstruction)라는데 누구도 의심의 여지가 없을 것이다. 따라서 교정의사들은 어떻게 턱이 움직이고 치아가 교합되며, 하악골이 이동하는 동안 측두하악관절에 어떤 일이 벌어지는지에 대해 정확히 알고 있어야 한다. Gnathology는 이와 같은 질문에 대한 대부분의 답을 가지고 있다.

본문에 대한 반론

그는 Lysle Johnston[19]의 "Gnathology는 교합기가 어떻게 저작하는가를 연구하는 과학이다." 라는 냉소적인 말을 인용함으로써 애써 gnathology를 폄하하려는 시도를 하고 있다. 그러나 인간의 턱의 움직임(jaw movement)은 오래 전부터 Lundeen과 Gibbs 등[20]에 의하여 인간을 모델로 이용하여(in vivo) 관찰되고 기록되어온, 치의학에서 매우 중요한 학문적 내용이다. Gnathology를 인정하지 않는 사람들의 폄하에도 불구하고 'gnatholoy는 단순한 기술이 아니라 하악 운동과 상·하악골의 관계, 치아 형태 그리고 조화롭고 스스로 유지 가능한 교합을 위한 기능적인 요구조건에 대해 연구하는 과학 그 자체'라고 Huffman[21]은 설명했다.

Roth는 교합기에 모형을 탑재하는 주된 목적이 관절의 운동과 해부학적 구조를 100% 똑같이 재현해내는 데 있는 것이 아니고, 교합기에 부착된 모형의 치아들이 환자의 입안에서와 동일하게 운동하도록 그 운동 양상을 재현해 내는 데 있는 것이라고 기술한 바 있다. 교합기는 결코 완전한 것이 아니며, 인간의 실제 운동을 재현하기에는 아직도 부족하다. Gnathology는 이 점을 부인하지 않는다. 그러나 현재에 교합기를 대신할 수 있는 대안이 없는 것도 사실이다. 우리가 환자의 구강 내에서 보는 것만을 가지고 모든 것을 평가할 수는 없다. Utt의 문헌[22]에서 보는 바와 같이, 'false bite' 혹은 'Sunday bite'을 지닌 상태에서 교정치료가 시작될 수 있는 환자가 상당수 있음을 고려할 때 교합기의 사용은 교정 진단에 있어 필수적인 것이다(그림 7). 우리는 동시대에 우리가 가진 가장 좋은 기구와 방법론을 동원하여 최선의 치료를 할 수 있어야 한다. 교합기가 완벽하게 모든 것을 재현할 수 없다고 말하며 교합기 사용에 대하여 냉소적인 표현을 한 Lysle Johnston 역시 교합기를 대신할 만한 다른 더 좋은 방법을 제시한 적이 있는가? Lysle Johnston과 Rinchuse는 교합기에 모형을 탑재하는 행위가 완벽하지 않다는 이유를 둘러 대면서 교합기를 이용하여 진단하는 것이 그냥 plain model을 손으로 들고 보며 진단하는 것보다 못하기 때문에 교합기를 사용하지 말아야 한다고 주장을 하고 있는 것인가?

Rinchuse는 gnathology가 1970년대에 Roth에 의해 교정학에 도입되었다고 하여 교정의사

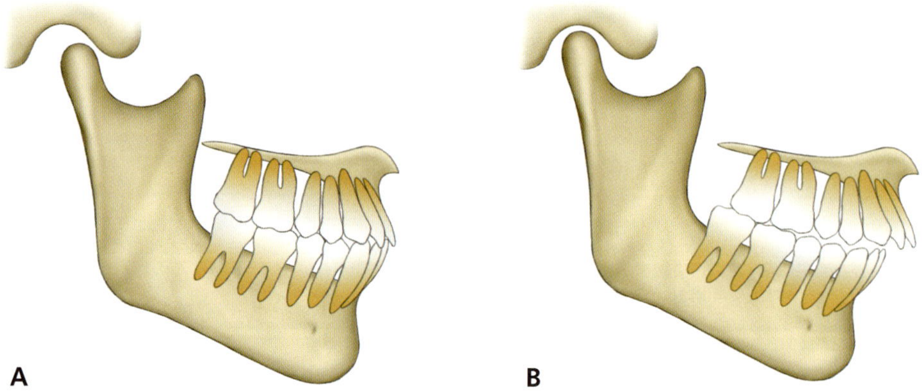

A B

그림 7. Condyle이 제 위치에 있지 않은 'false bite' 혹은 'Sunday bite'을 보이는 상태에서 진단을 한다면 그 환자가 가진 discrepancy를 정확하게 알 수 없다.

들이 가지고 있는 gnathologic concept에 대하여 'orthodontic gnathology'라고 이름 붙이며 냉소적 표현을 하였다. 그러나 그가 보이는 가장 큰 어리석음 중의 한 가지는 '사람의 턱이 어떻게 움직이며, 저작이 어떠한 방식으로 일어나는가?'에 대한 그 나름, 아니면 다른 사람들의 의견이라도 고전적 개념의 gnathology의 대안으로써 단 한 가지도 내어 놓지 못하면서 한 세기 이상 가장 보편타당한 치과 학문으로 받아들여져 온 gnathology를 비난하고 있다는 점이다. 그는 gnathology를 비난하기 전에 인간의 턱 운동과 저작계통의 기능 모델을 그가 항상 주장하는 'evidence-based science'를 이용하여 제시해야 할 것이다. 그러나 그는 원래 evidence-based science라는 용어가 가져야 할 정말 가치 있는 뜻을 왜곡하여 잘못 사용함으로써 근거 없는 비난만을 끊임없이 쏟아낼 뿐이다. 치의학의 다른 분야들과는 달리 교정학 분야에서 Roth만큼 gnathology에 깊은 지식을 가지고 있는 사람이 그 당시에는 거의 없었다고 보아야 하는데 그 이유는 그 이전 논쟁의 당사자인 Rinchuse를 포함하여 대부분의 고집스런 교정의사들은 교합학과 수복학 등에 관한 지식에 관하여 Angle 이래로 그들만이 인정하는 '전혀 구체적이지 않은 교정학적 교합'만이 존재할 뿐, 지속적으로 뼈대 있게 발전해 온 gnathology의 이론들은 그들과는 무관한 것이었기 때문이다. 조금 더 직설적으로 표현하자면 그들에게 애당초 교합이라는 '정제된 개념'이 존재하지 않았다.

수 세기를 지나며 gnathology가 처음에 내세운 개념들은 주창자들에 의해서도 변화가 있었고 다소 다른 개념의 교합론들도 나타났다. 그러나 아주 빗나간 극소수의 교합론자들을 제외하고, 보편적으로 받아들여지는 교합론의 주창자와 옹호자들은 모두 교합기를 이용하여 진단과 수복처치를 하고 있으며 이는 전 세계적으로 자연스러우면서 타당하게 받아들여지고 있다. 교합기의 무용론을 주장하는 일부 교정의사들에게 다시 묻고 싶은 것은, 전체구강재건술(total occlusal reconstruction)을 시행하는 수복 치과의사들 중에서 교합기를 이용하지 않고 진단하거나 보철물을 만드는 치과의사를 과연 한 번이라도 본 적이 있는가 하는 것이다. 그들이 gnathology를 받아들일 수 없다면, 그 나름의 다른 교합이론과 진단과 치료의 방법론이 있어야 그 어떤 치료라도 가능하지 않겠는지 묻고 싶고 그들도 반대 입장의 사람들에게 증거에 기반(evidence-based)하여 검증 받기를 요구한다.

다시 Rinchuse의 논문으로 돌아가 보자. 그는 orthodontic gnathology가 주장하는 치료 목표는 다음과 같다고 말한다. 참고로, 그는 몇 가지의 사실을 적시하는 중에 사실이 아닌 것들을 끼워 넣어서 전체를 혼란시키거나 부정하는 교묘한 방법을 쓰기도 한다. 우리는 그것을 "all or nothing" 전법이라고 부르고 싶다.

(1) 과두가 과두와 내 전상방에 안착된 상태에서 maximum intercuspation(혹은 centric occlusion, CO)과 centric relation (CR)이 일치
(2) 상호보호교합과 전방유도 확립
(3) 전조절성 교합기에 치료 전 모형을 탑재(어떤 경우 pantographic tracing과 centric bite 채득 이전에 deprogramming을 요구한다)

(3)번 항목 중에 전조절성 교합기의 사용은 가장 이상적인 요구 사항이지만 기술적이나 효율적으로 어려운 점이 있으므로 반조절성 교합기를 이용하기를 권장하며, 진단과 치료에서 소기의 목적을 훌륭하게 달성하고 있다. 사실이 이러함에도 불구하고 Rinchuse가 "orthodontic gnathology에서는 전조절성 교합기를 마치 통상적으로 사용하기를 요구한다."는 것처럼 말하는 것은 대단히 의도적인 표현이다. 물론 전조절성 교합기를 효율적으로 잘 사용할 수 있다면 당연히 그것을 사용하기를 권장하겠지만, 요즈음에는 전조절성 교합기를 구입하기는커녕 구경하기도 어려운 것이 사실이다. 그리고 환자의 pantographic tracing도 필요한 경우에는 시행해야 한다. 그러나 Rinchuse 자신은 어떤 증례에 이러한 작업들이 필요한지조차도 모르는 것 같다. 교정 환자의 턱관절에서 하악 과두의 운동이 비정상으로 일어나는지 아닌지에 관하여 알아볼 필요조차도 없다고 생각하는 것은 아닌지 묻고 싶다. Pantographic tracing을 하지 않고서도 악관절에서 일어나는 바람직하지 못한 운동을 알아낼 어떠한 다른 방법이라도 있는지 Rinchuse는 반드시 설명해야 한다. 교정치료를 통한 교합치료를 계획하는 교정의사가 악관절에서 보이는 병변을 사전에 알아내는 것은 필수적이며 이를 달성하기 위한 타당한 방법을 동원해야 하는데 그 중의 하나

가 바로 pantographic tracing이다. 이 과정을 시행하는 것은 물론 쉽지 않지만 처음 하는 치과 시술의 대부분은 거의 모든 초보 치과의사들에게 대단히 어려운 일이었음을 인정하리라고 믿는다. 그렇듯이 처음 하는 시술은 누구에게나 어렵게 느껴진다. 더구나 pantographic tracing은 통상적으로 누구에게나 하는 시술이 아님에도 불구하고 Rinchuse는 pantographic tracing이 누구나 항상 해야 하는 시술이라고 gnathologic orthodontist들이 주장하고 있는 것으로 알도록 의도적으로 기술하고 있다. 이런 글을 접하는 많은 치과의사나 교정의사들은 gnathologic orthodontist들에 대하여 '너무 과도한 것을 요구한다'라는 감정을 가지게 될 것이고 그러한 감정은 그들에 대한 '틀짜기(framing)'로 귀결될 것이다.

치의학 교육을 받은 사람이라면 누구나 근신경보호기전(neuromuscular protective mechanism)에 대하여 알고 있을 것이다. 이것은 교정의사에게 사치스런 지식이 아니라 필수적 지식이다. 교합에 간섭이 있는 경우 환자는 간섭을 피하는 방식으로 하악을 폐구시키게 되는데, 이 과정에서 muscle splinting이 발생하고 환자는 자신의 진정한 부정교합의 모습을 감추어 버린다. 감추어진 환자의 진정한 교합을 우리가 찾지 못한다면 우리는 치료 계획을 잘못 세우게 되고 엉뚱한 대상을 치료하게 된다(그림 8). 그러므로 deprogramming은 어떤 환자에게서는 치료의 성패에 아주 결정적인 역할을 하기도 한다.

이런 모든 지식들은 Roth가 스스로 창안하여 교정학에 도입을 시킨 것이 아니라, 교정학 분야를 제외한 다른 치의학 분야에서 한 세기 훨씬 이전부터 집중 연구되어 성공적으로 임상에 적용

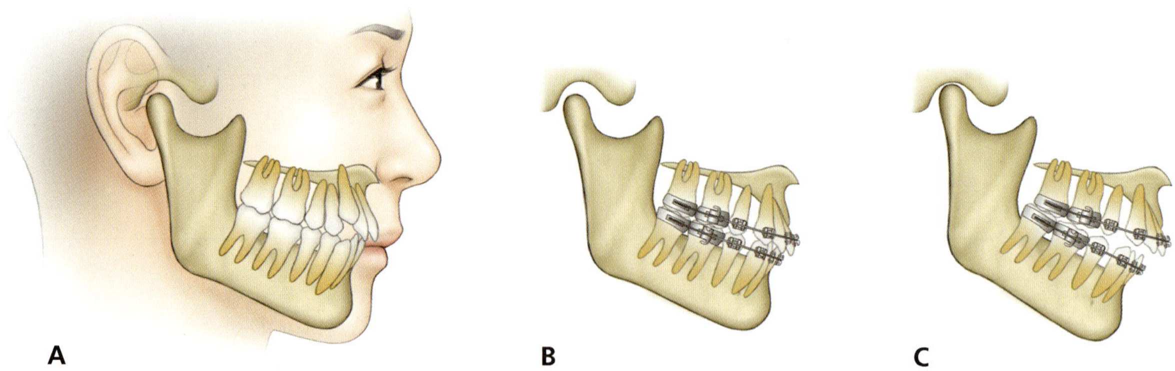

그림 8. Muscle splinting.
환자가 최대감합위에서 간섭을 피하기 위한 neuromuscular protective mechanism때문에 과두의 위치가 희생될 수 있다. 이런 현상을 muscle splinting이라고 하는데 치료 중 환자가 어떤 이유로 deprogramming되면 과두가 제 위치로 되돌아가면서 갑자기 discrepancy가 커지는 현상이 발생할 수 있다.

되어 온 것들이다. 한 세기 동안의 교정학 분야의 연구도 훌륭하게 이루어졌지만, 악교합 분야의 기능에 대한 연구 또한 놀라운 결과물들을 만드는 업적을 이루었다.

물론 현재까지의 임상 치의학 연구 결과가 완벽한 진리라고 말하고자 하는 것은 아니다. 그것은 교정학이나 교합학 분야에서도 마찬가지이다. 과학적 연구 결과(scientific result)가 반드시 진리(truth)가 되라는 법은 없다. 자연에 존재하는 사실(fact)들을 관찰하여 잘 조직화된 지식(well organized knowledge)으로 바꾼 것이 바로 과학이며, 이렇게 탄생한 과학은 동일하게 일어나는 현상들을 보편타당한 방식으로 설명할 수 있어야 한다. 환자를 치료할 의무가 있는 교정의사라고 불리는 과학자들은 비록 불완전할 가능성이 있어도 자신이 살고 있는 동시대에 얻을 수 있는 최선의 과학적 지식을 이용하여 환자의 치료에 적용함으로써 최상의 결과를 만들어 낼 의무가 있다.

Rinchuse는 이 논문에서 열 가지 항목에 대하여 '미신(myth)'이라는 용어를 쓰며 gnathology 이론을 긍정적으로 받아들이는 교정의사들을 공격하고 있으므로 그 내용을 하나씩 차례대로 살펴보고자 한다.

미신 1 교합과 과두의 위치(CR position)는 TMD의 주된 원인이다.

Rinchuse는 gnathology가 TMD를 일으키는 원인으로써 occlusion과 condylar position에 대해 너무 큰 비중을 두고 있다고 한다. 그는 다른 학자들의 연구 결과를 들어서 교합과 과두 위치의 중요성을 애써 낮추려는 의도를 보인다.

그가 다른 사람들의 연구를 인용하여 예로 드는 TMD의 원인으로는 다음의 것들이 있다.

Biopsychosocial-medical model

orthopedics / neuroscience / chronic pain theory /
sleep neurophysiology / genetics / psychosocial factors

Rinchuse는 위에 제시한 예를 인용하며, dental model은 TMD의 원인에 있어서 이차적인 것으로 보아야 한다고 말한다.

이 지적에 대한 우리의 비판은 다음과 같다.

Rinchuse가 인용한 문헌을 작성한 사람들의 관점이 문제가 된다. 즉, 그들의 논문이 evidence-based science가 되려면 가능한 한 다른 모든 etiology들을 배제해야 한다. 다시 말해서 그들이 연구한 대상이 치과적으로 문제가 없었다는 것에 대하여 엄밀하고 객관적인 기준을 적용하여 치과적 원인을 배제하는 과정이 선행되어야 한다. 교합과 과두 위치를 분석하는 방법을 전혀 모르는 사람들이 조사한 자료에서는 질환의 원인이 교합이나 과두의 위치라는 것을 알아 낼 수가 없다.

Rinchuse가 했을 것이라고 생각하기 어렵지만, 혹시라도 앞서 제시한 여섯 가지 비치과적인 TMD의 원인을 Rinchuse 자신이 규명한 것이라면 그 원인들을 어떠한 방법으로 규명한 것인지 설명해야 할 것이며, 그것 역시 그가 늘 주장하는 대로 evidence-based model로써만 설명해야 한다. 우리가 생각하건데, Rinchuse는 다른 연구자들의 결과만을 자신의 입맛에 맞게 취합했으므로 evidence-based model로 설명할 수는 없을 것이다. 병을 일으키는 원인으로 교합과 과두 위치 평가를 하려면 이 과정을 잘 아는 전문가가 재확인(double check), 삼차 확인(triple check)하는 과정이 있어야 한다. 최병택에 의하여 시행된 초음파과로측정검사(Ultrasonic condylar path recording)에 의하면, 하악 위치가 불안정한 환자에게 스플린트를 착용하도록 하여 하악 위치 안정 전과 후에 과두의 운동 양상에 큰 차이가 발견되었으며 안정 후에 과로 특성과 자각 증상이 크게 개선되었다고 했다(그림 9).

Rinchuse는 이같이 객관적으로 입증 가능한 연구와 실험 자료를 제시하여 'dental model은 TMD의 원인에 있어서 이차적인 것'이라는 것을 설명했어야 한다.

Rinchuse가 gnathologic data를 evidence-based model로 검증하기를 원하는 것과 같이 그도 자신의 자료에 대해서는 물론, 그가 evidence-based model로 사용한 참고문헌들에 대해서 입증을 해야 한다. TMD를 평가하려면 평가 능력을 갖춘 사람이 행하여야 마땅하지만, 유감스럽게도 그 평가자란 사람들이 자격이 갖추어지지 않은 경우가 너무 많다.

교합이 TMD에 어떻게 영향을 미칠 수 있는지 살펴보는 것이 매우 중요하다. 교합 간섭을 가지고 있는 사람이 기능 운동을 할 때 간섭을 피하기 위하여 과두가 subluxation되는 양은 TMD 증상의 심도와 관련이 있다. 과두의 subluxation은 근육을 신장시켜 근긴장을 증가시키므로 TMD에 더 취약하게 만든다. 증가된 근 긴장과 연관된 근육의 수축은 하악 운동의 복잡한 회피 양상(avoidance pattern)과 함께 관절 보호를 위한 muscle splinting을 초래하고, 이런 현상이 특히

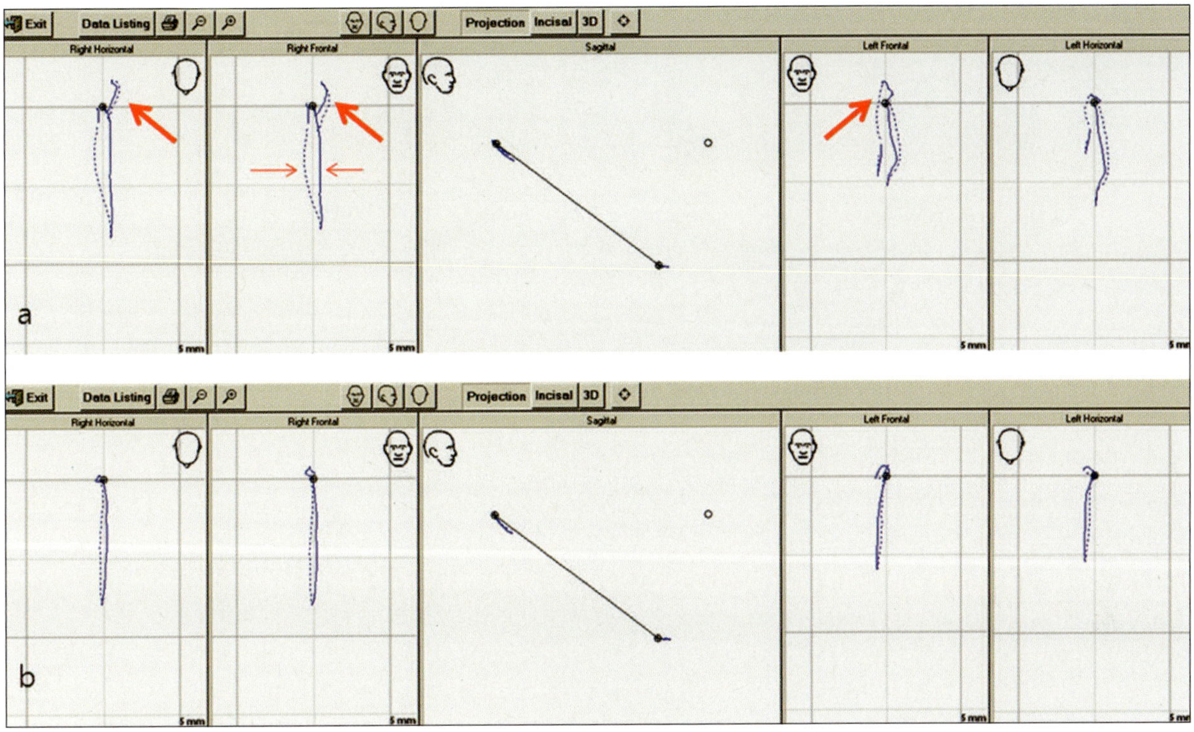

그림 9. 위의 그림은 양측 관절 내부 장애 환자에게 스플린트를 착용시키기 전의 작업측 과로(굵은 화살표)이며, 아래 그림은 스플린트 사용 후에 기록한 과로이다. 스플린트 사용 후에 작업측 과로(굵은 화살표)의 운동 범위와 질이 크게 개선된 것을 볼 수 있다. 스플린트 사용 후 비작업측 과로(얇은 화살표)는 왕로(eccentric path)와 귀로(returning path)의 차이가 크게 줄었으며, 과두 경로도 불규칙한 과로도 균일하게 바뀐 것을 볼 수 있다. 스플린트는 인위적으로 만든 가역적인 '이상적인 교합 양식'이다. 환자에게 이상적인 교합 양식을 만들어 주면 하악 과두의 움직임, 즉 과로가 크게 개선되는 것을 보여 준다. (최병택의 임상 연구 중에서)

감정적 스트레스 등의 다른 요인들에 의하여 악화된다면 TMD 증상이 발현될 수 있다.[23]

Williamson[24]은 교합이 근기능을 변화시킬 수 있으며, 전치에 의해 적절한 구치부 이개(posterior disclusion)가 일어나야만 교근과 측두근의 활성을 줄일 수 있다고 보고하였다. 즉, 구치부 교합 간섭이 있을 경우 과도한 근육 활성을 초래하고, 이는 악관절 증상 발현으로 이어질 수 있음을 지적한 것이다(그림 10). Williamson의 연구 외에도 많은 연구자들이 교합과 근육 활성의 연관성을 보고하고 있다.[25–27]

또한 Korioth[28]는 이악물기(clenching)가 악관절에 미치는 악영향에 대해 보고하고 있다. 이갈이(bruxism)나 이악물기는 일반적으로 교근, 측두근 등 저작근육들이 비정상적으로 지속적인 수축을 할 때 발생하게 되는데, 이러한 증상이 있을 경우 악관절에 문제를 일으킬 수 있다. 이와 같이 교합이 TMD와 연관성이 있다는 수많은 논문이 발표되어 있음에도 불구하고 Rinchuse

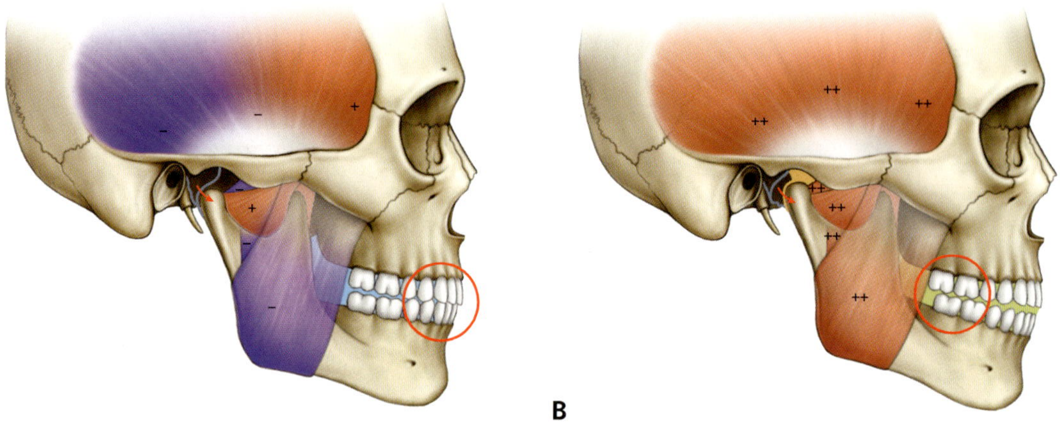

A B

그림 10.
A, 전치에 의해 적절한 구치부 이개(posterior disclusion)가 일어나야만 교근과 측두근의 활성을 줄일 수 있다.
B, 하악 운동 시에 어떤 구치라도 교합 간섭이 있을 경우, 외측 익돌근은 활성화되고 거상근은 과활성화된다. 이것은 부조화에 의한 근육의 과도한 기능을 유발하고, 구치부에 수평적 과부하의 위험을 주기 때문에 과도한 치아의 교모, 파절, 과도한 동요도와 함께 악관절 증상발현으로 이어질 수 있다.

는 이와 같은 연구 결과들은 무시한 채 교합과 TMD가 무관하다는 잘못된 전제에서 출발한 자기주장을 펼치고 있는 것이다. 이것은 그가 열정을 가지고 그토록 강조하는, 증거에 입각한(evidence-based) 올바른 접근법이 아니라고 할 수 있다.

또 그는 비정상적 교합은 50~75%에 이르고, TMD 증상은 5~30%에서만 보이므로 비정상적 교합이 TMD의 원인이 아니라고 하였는데,[29] 모든 비정상적 교합에서 TMD가 발생하지 않았다고 해서 두 가지가 관련이 없다고 주장하는 것은 매우 비과학적이며 논리적이지 못한 해석이다. Ramfjord와 Ash[30]는 교합 간섭이 있는 상태에서 TMD가 발현될지 아닐지는 개개인의 저항력 차이에 의해 결정된다고 하였다. 일반적으로 받아들여지는 개념은 교합 간섭이 감정적 스트레스가 있는 동안 clenching, grinding, gnashing을 동반할 때 전형적인 TMD의 부분적이거나 전반적인 증상이 발현된다는 것이다. Kirveskari 등[31]은 double blind study design을 적용한 연구에서 TMD 증상이 없는 62명의 치과대학생을 무작위로 두 군으로 나누고, 한 그룹은 교합 간섭을 제거하는 교합조정을 시행하고, 다른 그룹은 거짓(placebo) 교합조정을 시행한 2년 뒤에 두 군 간의 TMD 주관적 증상의 차이를 평가하였다. 그 결과 교합조정을 시행한 치료군에 비해 placebo control group에서 TMD의 주관적 증상이 유의하게 증가하였음을 보고하였다. 즉, 교합 간섭의 제거를 통한 양호한 교합 부여가 TMD 증상 발현을 억제한다는 사실을 보여주는 연구 결과로서 이는 교합과 TMD의 연관성을 잘 설명해준다.

임상적으로 TMD 증상은 splint, 교합조정, 수복치료, 교정치료를 통해 교합을 변화시킴으로써 완화될 수 있다. 반대로 이런 증상은 같은 방법에 의해 의원성(iatrogenesis)으로 발생될 수 있다. 구치부 수복물의 교합이 너무 높거나 잘못된 교정치료가 원인이 되어 교합 간섭이 발생할 수 있고 이로 인해 의원성 TMD가 발생할 수도 있다는 것이다. 물론 TMD라는 것은 복잡한 원인과 병태생리학적(pathophysiology) 특징을 가지고 있기 때문에 모든 TMD를 교합 개선만으로 치료를 보장할 수 있는 것은 아니다. 적어도 TMD의 원인 중의 하나인 교합적인 문제가 제거됨으로써 증상이 개선될 가능성이 크다. 따라서 교정치료로 환자에게 양호한 교합을 부여해 준다면 TMD 증상을 개선시킬 수 있고, 반대로 교합 간섭이 있는 상태로 교정치료를 끝냈을 때는 장기간에 걸쳐 악관절에 악영향을 미칠 수 있음을 알아야 한다. Roth[23]는 제1, 2대구치의 균형측 교합 간섭이 TMD 부위와 심도와 밀접하게 관련되어 있다는 것을 지적하면서, 교정치료 종료 후 TMD와 연관되어 교합 간섭을 보이는 경우를 예로 들었는데, 첫째, 상·하악 간 전·후방 위치 관계 수정의 실패, 둘째, 상악 제1, 2대구치의 불충분한 lingual crown torque 등이었다. 이런 경우들에서 견치 유도 교합 체계를 가지도록 교정적 조절을 정확하게 시행하면 TMD 증상이 매우 효과적으로 개선될 수 있다고 하였다.

그런데 왜 많은 논문들에서 교합과 TMD 사이에 연관성이 없다는 결과가 나오는 것인지 논리적으로 생각해 볼 필요가 있다. 교합과 TMD의 연관성을 평가하려는 연구가 제대로 이루어지기 어려운 이유는 여러 가지가 있다. 교합에 의해 결정된 하악의 위치가 TMD에 미치는 영향을 연구하기 위해서는 정확한 CR 위치를 찾는 것이 중요하다. 근신경계는 하악 과두의 위치에 상관없이 치아의 최대감합위로 하악을 위치시키려는 경향이 있는데,[32-34] 교합 간섭이 있을 때에는 치주인대 내의 고유수용기의 feedback에 의해 교합 간섭을 피하도록 근육이 작용하게 된다. 그러나 근육 기능은 너무 강력하기 때문에 근육에 의해서 결정된 하악의 위치를 CR로 잘못 판단하는 경우가 많다.[35,36] 또한 정확하게 CR 기록을 채득하는 것이 technique-sensitive한 과정이기 때문에 제대로 숙련되지 않은 임상가에 의해 수행될 경우 정확하지 않은 결과를 얻을 위험성이 크다. Wood[9]가 언급한 대로 '교합과 하악 운동의 관계'나 '교합과 과두 위치의 관계'를 연구하는 데 필요한 임상적 기술이나 숙련도에 있어서 충분히 훈련되어 있지 않은 사람들은 '과두 위치가 무슨 상관이냐'고 말할 자격이 없는 것이다. 더욱이 불편감이란 것은 개개인이 가진 내성(tolerance)의 정도에 따라 달리 발현될 수밖에 없고, 임상적 변위의 정도에 완전히 비례해서 발생하는 것이 아니기 때문에 통계적인 유의성을 나타내지 않을 수도 있다

다른 요인으로 교합과 TMD의 상관성을 연구하는 사람들이 하악의 위치를 전혀 고려하지 않

고 오직 overbite, overjet 등 치아에 관계된 요소들만을 취합하여 교합과 TMD와 관련성을 평가하려는 현상을 들 수 있다. 교합적 특성이 하악 과두의 위치를 제대로 나타내 줄 수 있는 지표가 아니므로[20,37,38] 이와 같은 방법으로 평가했을 때 교합과 TMD가 관련성이 없다는 잘못된 결론이 나오는 것은 당연하다.

미신 2 교정치료가 TMD를 유발한다.

이 문제의 진정한 의미에 대한 독자들의 혼란을 막기 위해 Rinchuse는 이 서술을 다음과 같이 정정해야 한다.

"부주의하게 교합과 관절을 고려하지 않은 교정치료는 TMD를 일으킬 확률이 아주 크다."

만일 소제목처럼 '무조건' 교정치료가 TMD를 일으키는 것으로 기술한다면 자신의 글을 읽는 대부분의 교정의사들은 발끈하여 그런 주장을 하지도 않은 gnathologic orthodontist들에게 큰 반감을 가질 것이고 Rinchuse는 자기가 바라는 목적을 달성할 기회를 가질지도 모른다.

그는 evidence-based view라고 하며, "교정치료가 TMD를 일으키지 않는다."고 했다. 물론 환자의 tolerance가 큰 경우에는 TMD를 일으키는 원인 요소들이 존재하더라도 환자는 잘 버틸 수 있을지도 모른다. 우리는 지금 그런 예외적으로 높은 tolerance를 가진 사람들의 증례들을 말하는 것이 아니다.

Rinchuse는 "교정치료가 TMD를 일으키지 않는다"는 결과는 population-based라고 말한다. 그러나 환자가 어떤 종류의 검사를 받았는지 그는 evidence-based model로 제시하지 못하고 있다. 그가 인용한 논문들 역시 모두 evidence-base model로 철저하게 검사되어야 한다.

우리가 치료하는 환자 중 소수라도 부주의한 교정치료에 의하여 건강이 악화된다면 그것은 심각한 문제이다. 교정치료가 TMD를 일으키지 않는다는 일부의 연구 결과는 사실 많은 부주의한 교정의사들에게는 면죄부를 주는 것이기 때문에 많은 교정의사들의 호응을 얻을지 모른다. 이것은 현대 교정학의 도덕성에 대한 논란을 불러일으킬 가능성이 있다. 많은 교정의사들이 치료한 증례에서 TMD를 유발하지 않는다는 것이 중요한 것이 아니라, 치료를 통해서 좋지 않았던 TMJ가 개선되어야 한다. 그것이 바로 교정을 통해 교합치료를 하는 우리 교정의사들이 할 일이다.

미신 3 TMD 치료의 현대적 견해는 gnathologic principle에 뿌리를 둔다(dental-based).

Rinchuse는 자신의 입지를 지지해주기에 안성맞춤인 문헌들을 인용하여 TMD 치료가 dental-based model에서 biopsychosocial model로 전환되었다고 말하며, 마치 동시대의 TMD 치료법이 더 이상 gnathologic approach를 하지 않는 것처럼 말하고 있지만 사실과 다르다. 이와 같이 그의 주장이 얼마나 기본적인 논리에 벗어나 있는지 〈미신 1〉에서 이미 지적한 바 있다.

그는 또한, '비치과적 치료법(non-dental therapy)의 초기에 스플린트를 사용하는 것은 이차적인 도움(secondary assistance)을 준다'고 믿고 있다는 것을 글의 중간에 밝히며 교묘하게 문제의 본질을 희석시키는 용의주도함을 보인다. 그 본문은 다음과 같다. "There is support for the belief that occlusal splints(stabilizing-type splints are recommended) work best initially, and cognitive behavioral therapies and bio-feedback work better later."

만일 교합이 TMD의 원인으로 중요한 것이 아니거나 전혀 관련이 없다고 본다면, 왜 상·하악 치아를 따로 떼어주는 스플린트를 환자에게 사용토록 하는가? 더구나 전방 재위치 스플린트(ARS)도 아닌 하악 위치 안정용 스플린트(이하 stabilizing splint)는 왜 사용하는가? Stabilizing splint의 일차적 목적은 하악 과두를 안정된 위치에 가져다 놓는 동시에 상·하악 치아들이 상호보호교합체계에서 기능할 수 있게 하는 것이다(그림 11). TMJ pain과 discomfort를 호소하는 대부분의 환자들에게 통상적으로 stabilizing splint를 끼워 주는 듯이 서술하면서 그들은 "TMD가 교합이나 과두 위치와는 관계가 없다."고 지속적으로 주장한다. 이것은 정말 큰 모순이다. 교합과 관련이 없거나 과두 위치와 무관하다면 무슨 이유로 환자에게 스플린트를 끼워주는 것인가? 환자의 구강 속으로 들어가 상·하악 치아들을 서로 떼어 놓는 장치는 그 형태와 상관없이 환자의 불편을 현저하게 감소시킨다. Al-Ani 등[39]은 stabilizing splint와 bite plate사이에 통계적으로 차이가 없었다는 연구 결과를 발표한 적도 있다. 더욱이 스플린트의 사용이 초기에 효과가 있다면 다음 단계에서도 효과가 있을 것인데 왜 초기에만 사용하고 이후에는 행동요법이나 bio-feedback으로 넘어가야 하는지도 의문이다.

환자가 보이던 통증과 같은 급성 증상이 일단 사라지면 환자는 만성질환의 단계로 들어가며 처음과 같은 통증은 다시 금방 나타나지 않는다. 그러나 스플린트의 사용을 중지시킨 다음 많은 치과의사들이 일컫는 재활치료, 즉 교정치료나 수술교정, 보철치료와 교합조정 시행하지 않는다면

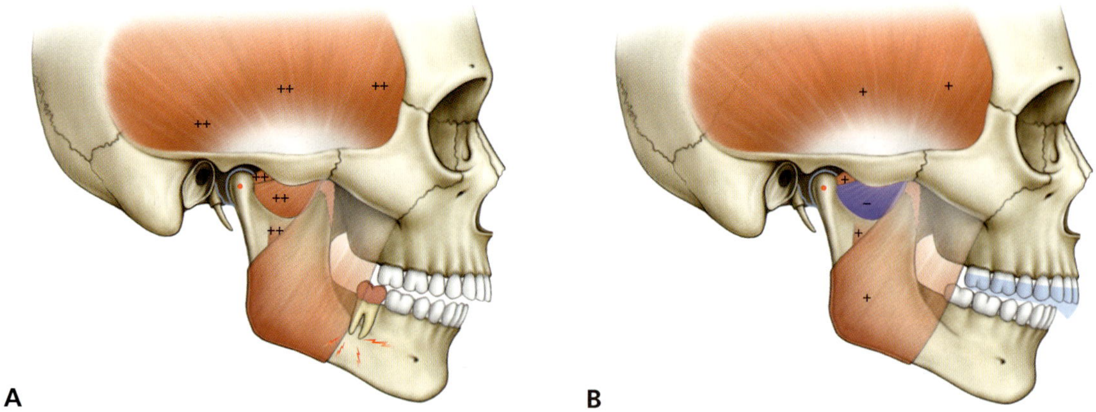

그림 11. Stabilization splint의 효과. 교합 간섭은 근육의 과활성을 가져온다. Stabilization splint는 구치를 이개시키고 적절한 전치 유도를 통해 과두가 안정된 상태로 가는 데 도움을 준다. 교합이 근육 활성 유발을 하지 않게 되면서 외측 익돌근이 이완된 상태로 유지되고 결과적으로 근육활동이 편안해진다.

환자의 교합 부조화가 근본적으로 치료된 것은 아니므로 언제든지 환자는 증상의 재발을 보일 가능성이 있다. 통증은 환자가 즉각적으로 나타내는 반응이므로 의사나 환자가 모두 쉽게 알아차리지만 교합의 부조화와 좋지 못한 하악 과두 위치로 인하여 발생하는 치아 간섭은 치아의 과도한 교모나 치주 파괴 등을 가져오는데, 이 증상들은 대부분 급성이 아니라 만성적인 특성을 가진다. 따라서 환자들이 중단된 스플린트 치료 후에도 큰 불편을 호소하지 않는 경우들이 많으며, 이런 현상을 보고 부주의한 의사들은 자신들의 질환 치료의 접근 방법이 효과가 있었다고 믿는다.

이런 맥락에서 본다면 아마도 Rinchuse나 그의 동조자들은 환자의 증상이 소실된 후 어떻게 교합과 과두 위치를 재건할 것인지에 대한 깊은 고려나 임상적 경험 없이 앞뒤가 맞지 않는 주장들만 짜 맞추어 내세우고 있는 것으로 보인다.

미신 4 Orthodontic gnathology는 환자의 parafunction과 저작 사이클의 운동학을 인지하며 평가한다.

Rinchuse가 지적한 이 항목에 대해서, 그가 가진 생각과는 관계없이, 제목만으로는 우리는 부분적으로 동의한다. 그러나 그가 항상 그런 방식으로 토론했듯이, Rinchuse는 흑백논리로써 parafunction을 설명하기 원하는 것으로 보인다. 좋은 교합을 가지고 있는 사람도 bruxism과

clenching을 보이는 것은 임상에서 가끔 관찰된다. 항상 조기 접촉이 존재해야만 bruxism이 존재한다고 말하는 것은 무리가 있다. 그러나 그가 위의 제목과 같은 말을 하는 것이 문제가 되는 것은, 이런 견해가 gnathology의 보편적 견해는 절대로 아님에도 불구하고, Rinchuse는 이런 문제를 마치 gnathology를 따르는 사람들이 보편적으로 가지는 견해라는 식으로 일부러 묘사하려는 의도가 보인다는 점이다. 어떤 의미에서는 역설적으로, Rinchuse와 같은 사람들은 오히려 교합 간섭이 bruxism과 같은 parafunction에 미치는 영향을 너무 과소평가하는 듯이 보인다.

Chewing cycle의 형태는 조사 대상자에 따라서 달라질 수 있다는 견해에는 어느 정도 동의를 한다. 그러나 많은 경우 chewing cycle의 형태는 치아의 교두 형태와 부정교합의 종류, 그리고 치아의 마모도에 따라 달라지는 것을 최병택의 임상적 측정 기록에 대한 보고로 알 수 있었으며(그림 12), 인종에 따라 달라질 수 있다는 것을 짐작하게 했다. 서양인의 교두는 동양인의 교두에 비하여 현저하게 길고 뚜렷하며, 같은 골격 조건을 가지고 있더라도 이러한 교두에서는 견치 유도

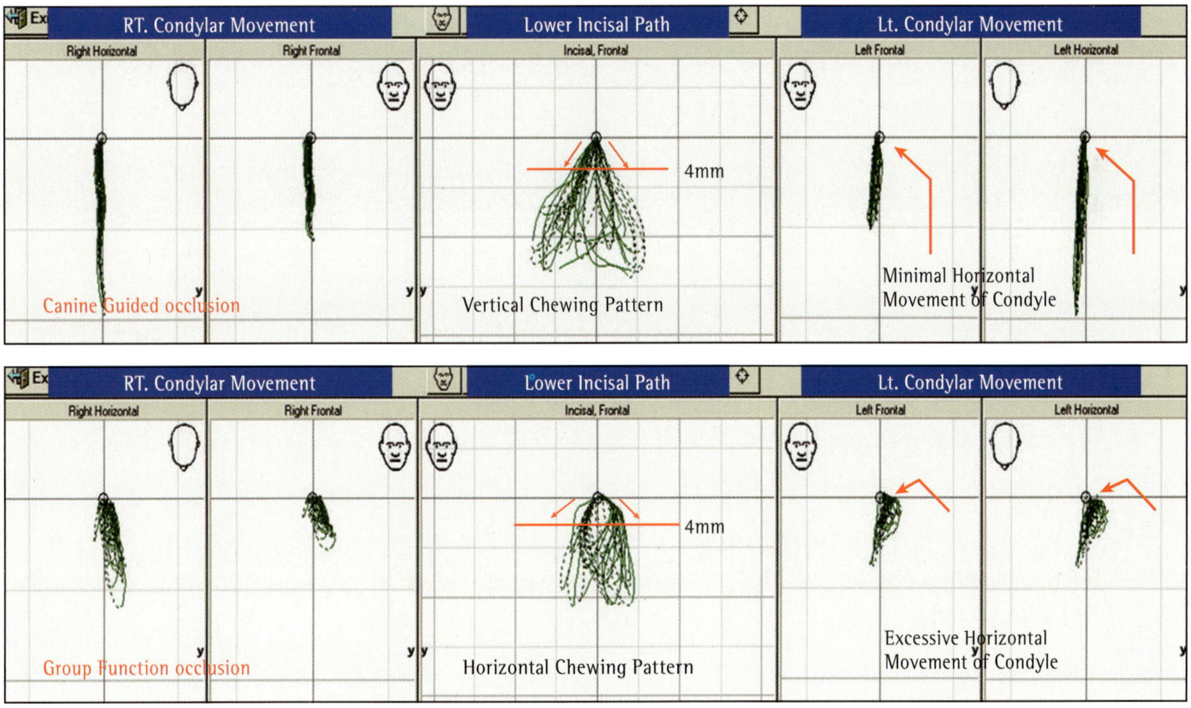

그림 12. 견치 유도 교합과 group function에서 치아접촉이 이루어지는 3-4mm의 하악 절치로의 차이. 위의 그림은 mutually protected occlusion의 절치로이며, 아래의 그림은 group function occlusion의 절치로를 나타낸다. Group function occlusion의 절치로가 수평적으로 퍼지는 데 반하여 canine guided occlusion에서는 절치로가 수직성분을 강하게 보이고 있다. 즉, 상·하 견치의 접촉에 의하여 유도되는 하악의 움직임은 절치로의 차이를 크게 만들 뿐 아니라 작업측 과로의 운동 성분에도 큰 영향을 미친다. (최병택의 임상 연구 자료 중에서))

가 더 급하게 일어나며 저작 양상이 grinding pattern보다는 chopping pattern으로 일어날 것임을 짐작하는 것은 무리한 일이 아니라고 본다. 바꾸어 말하면 치아가 많이 마모되어 있을수록 grinding pattern의 chewing cycle이 나타날 것이며, grinding pattern은 과두의 측방 변위를 쉽게 야기할 가능성이 있다. 최병택의 연구[40]에 의하면 하악골이 측방으로 운동할 때 견치 유도가 평탄(flat)할수록 작업측과 비작업측의 과두에서 수평적 운동요소(horizontal component of movement)가 증가되는 것으로 나타났다.

그러나 이 사항에 대한 Rinchuse의 부정적 견해는 역시 대단히 빗나간 편견이라는 것을 지적하지 않을 수 없다. 이상적 교합이라는 것은 지구상에 없는 대상인 동시에 달성할 수 없는 지고(supremacy)의 교합을 의미한다. 그러나 우리가 환자를 치료할 때에는 이상적인 형태와 기능을 목표로 삼아 최선의 것을 달성하려고 노력해야 한다. 그 과정에서 우리가 추구해야 할 대상이 이상적인 교합의 모델이다. Rinchuse의 주장을 다른 말로 가장 적절하게 표현한다면, "비정상적인 parafunction이나 과도한 치아 교모와 group function을 가진 인구가 많으므로 우리가 치료를 통하여 얻는 결과가 그저 그런대로 끝나도 지극히 정상적이다."라고 말하는 것과 같다. 인구의 약 40%가 자신이 알게 모르게 악관절질환을 가지고 있으므로 전문가인 우리가 치료해서 더 이상 나빠지지 않게만 만든다면 우리의 행위들은 면책이 된다는 말에는 동의할 수 없다. 환자가 치료를 받기로 선택했다면 우리의 치료를 통해서 더 나아져야 한다.

요약하면, Rinchuse가 자신의 본문에 적은 대로 "gnathologic orthodontist들은 모든 혹은 대부분의 parafunction이 조기 접촉에 기인한다고 본다."는 그의 견해는 Rinchuse만의 해석임을 밝혀두는 동시에, 오히려 Rinchuse와 같은 사람들이 parafunction의 원인으로써의 조기 접촉을 지나치게 무시하고 있음을 지적하고 싶다. Chewing pattern에 관한 문제는 교두의 교모, 부정교합의 종류 등과 밀접한 관계가 있다고 추정되는데, 궁극적으로 치아의 접촉 방식의 차이 때문에 chewing pattern이 달라질 가능성이 크다고 생각한다. Chewing pattern의 다양성은 gnathologic orthodontist들이 말하는 상호보호교합체계가 온전하게 보존되어 있는 정도와도 밀접한 관계가 있는 것으로 생각된다.

미신 5 높게 만들어진 수복물(high restoration)은 TMD를 유발한다.

Rinchuse는 1995년 American Journal of Orthodontics and Dentofacial Orthopedics

에 발표된 Roth의 논문[41]에서 다음 문장을 인용했다. "나는 교합이 TMD와 아무런 관련이 없다고 말하는 사람들의 입 속에 balancing interference를 가진 high molar restoration을 집어넣고 싶다." Rinchuse는 위 말을 인용하며 "명백하고 전반적인 교합 부조화가 stomatognathic system에 악영향을 주지 않거나 잠재적으로 TMJ에 부정적인 영향을 주지 않으리라고 생각하는 것은 논리적이지 못하다(illogical)."고 했다. 우리는 Rinchuse가 한 이 말에 강한 의구심을 감출 수가 없다. 교합 부조화와 TMD는 관련이 없다고, 논리 없는 강한 주장을 펼치는 사람이 자신의 주장과는 정반대되는 말을 했기 때문인데, 그는 가끔 이런 상반된 입장을 취하는 비논리성을 보여 준다. Rinchuse는 무슨 근거로 그렇게 생각하는 것이 논리적이지 못하다고 했을까? 그가 비록 어쩌다가 gnathology의 입장과 동일한 생각의 한 부분을 말하고 있는 것은 참으로 희한한 일이지만, 아무리 그가 gnathology와 같은 생각을 말했다 하더라도 그가 '논리적이지 못하다'는 결론을 내리기까지 evidence-based model을 통해 연구한 것일까 아니면 그의 직관을 통한 결론일까 하는 점이 의문으로 남는다. Orthodontic gnathology에 대한 그의 견해가 긍정적이든 부정적이든 간에 evidence-based science를 추구함에 있어서 일관성 있는 자세를 견지하지 못하고 있는 것으로 보인다.

그는 현대의 evidence-based paradigm이 '교합 간섭이 TMD의 한 원인 요소'라는 것을 부인하지는 않지만 일차적으로 주된 요소는 아니라고 한다. 그러나 우리를 포함한 많은 임상가들이 연구한 바에 의하면 대부분의 TMD 환자들은 교합 부조화와 바람직하지 않은 과두의 위치를 보였다고 보고하는 데에 주목할 필요가 있다.[4,32,36,42,43] 즉, CO-CR discrepancy가 생리적 수용 범위를 넘어서 존재하는 경우에 발생 가능한 문제점들은 교정학을 제외한 다른 전문 분야에서 이미 무수한 논문을 통하여 증명되어 온 것이다. Crawford[44]는 그의 논문에서, 교합에 의해 결정된 하악 과두의 위치와 TMD 증상 사이에는 매우 강하고, 통계적으로 유의한 관련성이 존재한다고 결론지은 바 있다.

부분적 혹은 전체적으로 조기 접촉을 가진 환자에게서 교합조정을 하면 환자의 제반 증상들이 크게 개선되는 것과 관절 운동이 극명하게 개선되는 것을 볼 수 있음에도 불구하고, Rinchuse는 balancing interference가 있는 증례에서 교합조정을 할 필요도 없다고 주장한다. 그가 무엇을 입증하기 위하여 evidence라는 용어를 사용하는지 우리는 정말 궁금하다. 다시 말하지만, 우리가 매일의 임상에서 evidence에 기반을 두고 시술을 해도 환자에게서 어떤 효과를 보지 못했다면 그 evidence는 더 이상 타당성이 없다. 환자에게서 balancing interference를 제거할 필요가 없다는 그의 연구 결과가 실체적 증거(substantial evidence)에서 나온 것인지 반드시 짚고 넘어가야 한다. 그 이유는, 'balancing interference를 없앨 필요가 없다'는 그의 주장을 뒷받침해 주는 마땅한 evidence를 그가 하나도 제시하지 못하고 있기 때문이다. 남들이 그렇게 말하고 보고했기 때문이라고 변명한다면, evidence-based science의 관점에서 보아 그 스스로 모순을 드러내는 셈이다. 자신의 주장을 관철하기 위하여 그는 그의 입맛에 맞는 논문들만을 골라 모아 자신이 원하는 결론을 내리는 데 아주 능숙한 것으로 보이지만, 그가 여태까지 해 오던 방식으로는 전혀 설득력이 없으므로, 'balancing interference를 없애지 않아도 문제가 없다'는 사실을, 그가 반대하던 사람들인 gnathologist들이 해 왔던 높은 연구 수준에 맞추어 그 자신이 입증해야 한다.

위에서 언급한 여러 논문들을 볼 때(그 외에도 수많은 논문들이 있지만), 교합 부조화가 TMD에 미치는 영향에 대한 임상가들의 판단에서 이미 대세는 gnathologist들 쪽으로 기울었다. 그럼에도 불구하고 오직 Rinchuse를 포함한 극소수의 교정의사들만이 오류투성이의 주장을 되풀이하는 것으로 보인다. 그들은 임상에서 우리가 부딪혀 경험하는 일들을 존중해야 함에도 불구하고 우리를 '너무 경험(empirical experiences)에만 의존한다'고 비아냥거린다. 그러나 우리의 주장이 오로지 경험에 의존한 것뿐이 아니라 전체 치의학계의 연구 결과를 토대로 한 것임을 잊어서는 안 될 것이다.

치의학계에는, 특성 영역(attributive category)으로 분류를 하면 임상의(clinician)가 있고 학술가(academician)가 있다. 그리고 행위적 영역(behavioral category)에서 분류를 하면 관찰하는 사람(observer)이 있고 생각만 하는 사람(thinker)이 있다. 자연현상에 사물과 사건을 관찰하거나 환자를 직접 치료하며 그 결과를 얻어내는 관찰자나 임상의들이 얻어 내는 결론들은 모든 evidence-based science에서 가장 근본이 되는 진정한 기초 요소(primary element)로 이용된다.

미신 6 내부 장애(internal derangement)는 있지만 TMD 증상이 없는 사람도 치료를 받아야 한다.

Rinchuse의 의문은 너무도 낮은 수준이라서 과연 그가 제대로 gnathologic orthodontics를 이해하고 있는 것인지 정말 궁금하다. 그가 던지는 질문들은 '증상이 없지만 internal derangement를 가진 그 많은 사람들(30%)이 나중에 TMD를 가지게 될 것인가 하는 것과, '이런 사람들이 미래에 생길지도 모르는 TMD를 대비하여 치과치료나 교정치료를 받아야 하는가' 하는 것으로 요약하고 싶다.

이 항목에서 Rinchuse는 유난스럽게도 evidence–based treatment를 끌어 붙이는데, 그가 주장하는 evidence라는 것이 설득력도 없고 모순투성이라는 것을 보는 것은 재미있기도 하다. 그가 주장하는 evidence는 전혀 설득력이 없고 일관성이 없으며 그의 주장을 합리화하기 위하여 evidence라는 말을 지나치게 남용하는 것 같이 느껴진다. Rinchuse만의 evidence(Rinchuse–specific evidence)에 얽매인다면, 오래된 치의학의 역사를 통하여 이미 입증되었거나 혹은 앞으로 연구될 어떠한 주제도 그의 입맛에 맞는 evidence를 제공해 주기는 어려울 것이다. 더 중요한 것은 그 자신이 스스로 명확한 evidence를 제시하지도 못하면서 다른 사람들이 발표한 논문들을 자신의 목적에 맞게 인용하며, 정작 가치 있고 중요한 논문들이 제시하는 evidence를 자기의 임의로 부정하고 있다는 사실이다.

Rinchuse는 이 항목에서 다행스럽게도 "어린 잠재적 TMD 환자들에게 큰 주의를 기울여야 한다"는 Roth와 그의 동료들의 주장을 포함하여 'gnathologic camp'에 대하여 비교적 객관적인 서술을 했다. 그리고 그가 말하는 evidence–based view에 관해서도 언급했으나, 그 evidence가 어디에서 나온 것인지 혹은 유효한 것인지에 관해서는 밝히지 못하고 있다.

그의 주장은, 만일 악관절에 해부학적인 disc derangement가 있어도 환자가 증상을 보이지 않는다면 굳이 건드리지 말라는 뜻으로 'Let sleeping dogs lie!'라는 표현을 사용했다. 그는 "현실적이며 evidence–based treatment option이 존재하지 않는다"고 믿으며 치료하려는 어떤 시도도 상황을 더 악화시킨다고 말하고 있다. 그는 한술 더 떠서, disc displacement가 통증, 하악 기능이상, osteoarthrosis와 growth disturbance와 관련된 증거가 불분명하다고 말한다. 그러면서 그는 비환원성 디스크 변위를 가진 중등도부터 고도(moderate to severe)의 TMD 증례가 아무런 치료도 받지 않고 2년 반 뒤에 개선된다는 문헌을 소개하기도 했다. Rinchuse가 하는 위와 같은 논리 전개방식도 evidence–based 된 것인지 묻지 않을 수 없다. 지금 그가 위에서 말하는 것과 같은 일화성의 보고(anecdotal reports)를 찾자면 gnathology에서 나온 자료들은 셀 수 없는 정도로 많이 있는데, evidence–based라고는 볼 수 없는 간단한 문헌 하나를 가지고 evidence–based science를 논하고 있는 것을 보면 측은하기까지 하다.

우리의 의견을 말하자면, 아무런 증상이 없고 교합기 탑재 모형검사에서도 교합의 부조화가 보이지 않았고 오로지 디스크의 위치만 약간 변위된 정도라도, 디스크를 제 위치에 가져다 놓는 시도를 하는 것은 바람직하다. 그렇다고 해서 치료의 결과가 항상 성공적이지는 않은 것 같다. 다른 문헌에서도 디스크를 환원시키는 치료는 보편적으로 성공적이지 못함을 지적하고 있다. 그러나 증상이 있고 디스크의 변위를 보이며, 교합의 부조화가 명백히 관찰된 환자에게는 어린 시절부터 적극적으로 하악과 디스크의 관계를 안정화시키는 치료를 받을 것을 권장한다. 골격의 부조화나 교합의 부조화가 심하면 현재 미약하게 변위 된 디스크라도 세월이 가면서 orthopedic instability에 의하여 더욱 변위 될 가능성이 있고, 디스크가 변위 되고 나면 하악 과두의 퇴행성 변화가 발생할 가능성이 높아지며, 궁극적으로는 하악골의 성장 양상에도 부정적 영향을 미칠 수 있기 때문이다. 현재는 뚜렷한 TMD 증상을 보이지 않는다는 이유만으로 잠재적인 TMD를 가진 어린 환자를 아무런 조치도 하지 않고 그냥 그대로 내버려 두는 행위가 evidence-based treatment option이 되지는 못한다는 것을 교정의사들은 명심해야 한다. 만일 내버려 두어도 좋아진다는 확신이 있다면 우리도 그 임상의에게 '저절로 좋아진다는 것'에 대한 evidence-based data를 제시하기를 요구한다. Gnathologic orthodontist들은 이런 어린 환자들이 앞으로 보일 문제점들에 대해서 임상 경험과 학술문헌 등을 통해 명확하게 지적하고 있다. 골격과 교합 등 모든 다른 조건들이 완벽함에도 불구하고 악관절 내의 디스크가 병변을 보이는 경우는 예기치 않은 퇴행성 변화가 발생하는 경우를 제외하고는 많지 않은 것으로 보인다. 디스크의 병변을 보이는 환자에게서는 일반적으로 골격과 교합의 부조화가 공존한다. Gnathologic orthodontist들은 이런 것들을 잘 찾아낼 능력이 있고 그 문제들을 해결할 방법을 알고 있지만, gnathology의 경험이 전혀 없는 사람들은 그런 문제들을 알아 볼 실마리조차 풀 수 없다는 것이 두 부류의 차이이다.

미신 7 CR은 TMD의 진단과 치료의 열쇠이다.

의도적인지 모르지만, Rinchuse는 마치 gnathologic orthodontist들이 '모든 진단과 치료의 열쇠가 CR'이라고 주장하고 있는 것처럼 이 항목의 문장을 썼는데, 그 대신 이렇게 기술했어야 했다:

"CR은 TMD의 진단과 치료를 하는 중요한 항목 중의 하나이다."

굳이 gnathology를 따르지 않더라도 교합에 대하여 작은 지식이라도 있는 사람이라면 CR에서 치아의 최대감합이 이루어지는 것이 생체역학적으로 바람직하다는 사실을 알고 있다.

"만일 과두 위치가 교정치료에서 중요하지 않다면 왜 'Sunday Bite'이라는 용어가 생겨났는가?"

Rinchuse는 이 항목의 처음에 Roth가 한 위와 같은 말[41]을 인용했는데, Roth가 한 이 말은 정말 설득력이 있다. Rinchuse는 CR이 여러 가지로 정의되었기 때문에 그 신뢰성을 잃어버렸다고 말하지만 gnathology에 대하여 제대로 알고 있는 사람들이라면 Rinchuse가 말하는 이 사실만 듣더라도 그가 가진 gnathology에 대한 지식이 거의 없다는 것을 알 수 있을 것이다. Rinchuse는 CR이 역사적으로 임의에 의하여 'posterior로부터 posterosuperior로, 그리고 anterosuperior로 바뀌었다고 말하며, 이들 세 가지의 어떠한 CR position이라도 모든 환자에게 다 괜찮은 것들이라고 말한다. 더욱이 그는 CR position에는 어떤 범위(range)를 보이는 것으로 보인다고 말했다. 그는 또한 89%의 과두의 중심이 일치하지 않는다는 보고[45]를 인용하기도 하였다. Rinchuse는 '어떤 환자에서는 retruded CR이 건강한 형태'라고도 말한다. 또 American Dental Association의 TMD conference에서는 "glenoid fossa로부터 과두가 벗어났다고 해서(eccentricity) TMD나 다른 건강문제를 야기한다는 충분한 증거가 없다."라는 견해[46,47]를 소개했다. 우리는 Rinchuse가 임상과는 거리가 멀며, 자신의 손으로 CR을 단 한 번도 찾아보지 않고 문헌만을 언급하는, clinician이 아닌 무척이나 관념적인 academician임에 틀림없다고 생각한다. 왜냐하면, Rinchuse가 언급한 세 가지의 다른 CR position이 서로 보이는 위치의 차이는 실제로 극히 작은 양인데도 이것이 엄청나게 큰 차이를 보이는 것처럼 언급하기 때문이다. 이것은 다양한 CR 채득 방법을 통해 얻어진 실험 결과가 증명하는 것이며, 임상가들 역시 수없이 경험한 일이다. Hobo는 RUM(rearmost, uppermost, midmost)과 AUM(most anterior, uppermost midmost)의 차이가 X축과 Z축 상에서 0.3mm를 넘지 않는다는 연구 결과를 보고한 바 있다(그림 13A). 그러므로 미국보철학회나 gnathology 학회에서 변경하여 정의를 내린 CR의 위치는 실제 임상에서 큰 차이를 의미하는 것이 아니라, biomechanics의 관점에서 개념상의 변화만 준 것이라고 보는 것이 타당하다. 만일, Rinchuse나 Johnston이 일반 정형외과학에서 말하는 biomechanics에 대하여 아주 작은 지식이라도 있다면 왜 CR position이 중요한가에 대하여 gnathologist들이 주장하는 것을 함부로 비난하지 못했을 것이라고 생각한다. 지금 Rinchuse는 CR의 정의가 변해온 사실을 빌미로 CR의 중요성을 애써 없애려는 시도를 하는 것으로 보인다. Hobo의 연구에서 보듯이, 그리고 그의 임상 연구에서 증명이 되었듯이 CR의 위치는 RUM과 AUM에서 임상적으로 거의 차이가 없다는 점(그림 13B)을 Rinchuse는 전혀 관찰해 보지 못한 것이 분명하다. 그는 오히려 전혀 설득력 없는 그 자신만의 evidence-based data를 내세워서 마치 CR의 위치에 큰 차이가 있는 것처럼 기술하고 있다. Isberg의 연구에서 보듯이 사람에 따라서 CR에서 보이는 방사선 사진상의 하악 과두의 위치가 다를 수 있지만, 그것은 하악 과두 위치의 다양성일 뿐, 개인 내에서 CR위치가 다양하게 나타난다는 뜻이 절대 아님을 전문가가 아니라도 알 수 있다(그림 14).

Roth가 'Sunday Bite'를 언급했듯이, 우리는 그에게, Angle의 부정교합을 분류하는 근거가 무엇이냐고 묻고 싶다. Angle이 그러했듯이 만일 그가 "그 분류는 상·하악 대구치의 전후방 관계

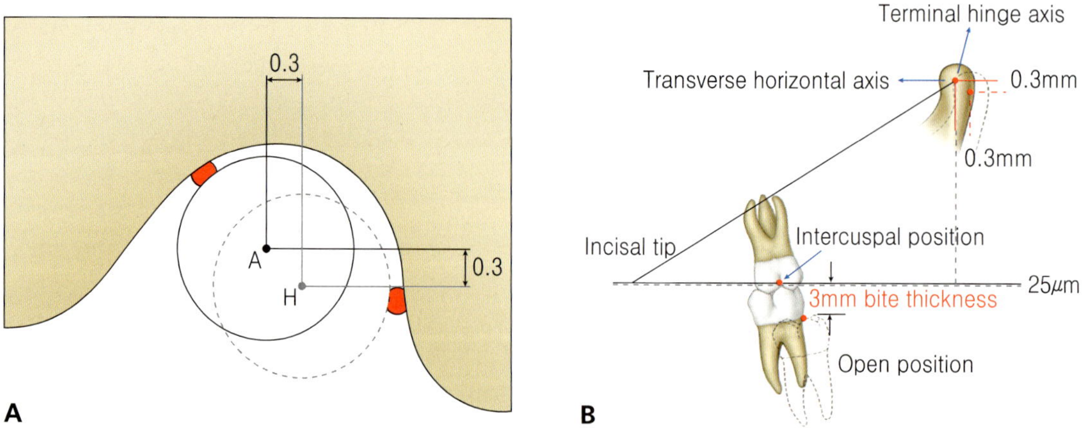

그림 13.
A, Hobo는 RUM(rearmost, uppermost, midmost)과 AUM(most anterior, uppermost midmost)의 차이가 X축과 Z축 상에서 0.3mm를 넘지 않는다는 연구 결과를 보고하였다.
B, 이는 3mm 두께로 교합을 채득할 때 과두 위치가 0.3m 차이를 보인다면 실제 교합면에서 차이는 불과 25㎛에 지나지 않는다.

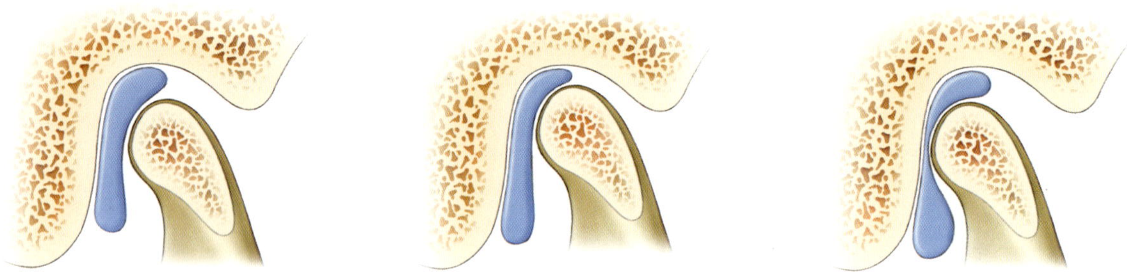

A. Central 41% **B.** Posterior 32% **C.** Anterior 27%

그림 14. Annika Isberg는 자신의 연구에서 방사선 사진상에 나타나는 하악 과두의 위치는 관절원판과의 상대적 위치에 따라서 중앙에 놓인 경우가 41%, 후방이 32%, 그리고 전방에 놓인 경우는 27%라고 하였다. 이런 차이를 보인다고 해서 CR 자체가 없다는 뜻이 아닐 뿐 아니라 한 사람에게서 CR의 범위가 넓다는 뜻은 더욱 아니다. 오로지 사람에 따른 해부학적 차이가 있다는 의미일 뿐이다.

를 기준으로 판단한다."라고 대답한다면, 우리는 그에게 이와 같이 다시 물을 것이다. "처음에는 Class I으로 판단된 환자가 하악을 전방으로 내밀고 interocclusal record를 채득한다면 그 환자는 Class III가 되는 것인가?"

우리는 Rinchuse의 글을 읽으며 현대 교정학이 가지는 문제점은, 심오한 학술적 논쟁이 아니라, 가장 간단한 편견에 사로잡힌 마음의 문제이거나 자신들의 빗나간 신념을 지키려는 전문가답지 못한 고집의 문제라는 점을 절실하게 깨닫게 되었다.

Rinchuse는 다시 Johnston의 말을 인용했는데 그것은 다음과 같은 냉소적 진술이었다. "Gnathology가 주는 교훈을 20년 동안 마지못해 받아들이는 것보다도, CR 정의의 점진적인 변화가 centric slide를 제거하는데 더 큰 기여를 했다고 주장해도 될 것이다."

Rinchuse의 논점은 Roth와 gnathologist들이 중요하게 여겼던 CR의 정의가 자주 바뀌었으므로 그는 그들에 의해 지지되는 CR을 믿을 수 없다는 것이다. 이것이 Rinchuse가 미숙하고 자기중심적인 사고 체계에서 스스로 벗어날 수 없다고 우리가 믿는 이유이다.

Rinchuse는 다시 다음과 같이 말을 이어 나간다. "Gnathology의 견해는 maximum intercuspation이 전상방위(anteroposterior)의 과두 위치와 일치해야 한다."고 말한다. Roth는 "올바른 CR position은 retruded, posterosuperior position이라고 했다."라고 말하며, "Gnathology 자체였던 Roth의 견해는 잘못된 것으로 판명되었으며, Roth는 종래의 retruded 개념을 수정하여 현재의 anterosuperior CR의 견해를 채택하게 되었다."라고 했다. 이는 사실과 다른데, Wood[9]에 의하면, Roth는 CR의 위치를 하악 과두의 상방위치로 정의한 바 있으며(IOK journal), 위에서 언급했듯이, CR의 위치는 RUM과 AUM에서 임상적으로 거의 차이가 없다.

Rinchuse가 말하듯이 CR의 개념이 수정되기는 했지만 그것은 생역학적으로(biomechanically) 더 발전된 개념의 진보일 뿐이지, 엉뚱하게 새로운 위치를 채택한 것이 아니다. 그리고 어떤 사람이 아무리 오랫동안 한 가지 개념을 고수해 왔다고 하더라도 발전적인 학문의 개념이 새로 세상에 나왔다면 그 개념으로 바꿀 수도 있는 것이야말로 진정한 학문적 자세일 것이다.

Rinchuse는 치과교정학 분야에서, 다른 사람들은 믿지 않지만, 자신이 옳다고 믿는 바가 앞으로 전혀 변하지 않을 것을 마치 확신하는 것 같이 보일 뿐 아니라, 자신이 오랫동안 고수해 온 학문적 개념이 잘못된 것으로 판명이 되어도 자기를 믿고 따르는 사람들에게 자신이 처음부터 끝까지 옳다는 것을 증명이라도 해 보이기 위하여 절대로 개념을 바꾸지 않을 작정을 한 것으로 보인다.

Rinchuse는 다음과 같이 말을 이어 나간다.

"Orthodontic gnathologist들이 가졌던 retruded CR은 잘못 되었지만 그것을 맹목적으로 따르는 교정의들은 수십 년간 그 개념을 좇았다. 쇠락해가는 역사와 잘못된 개념을 가지고 orthodontic gnathology에 대하여 얼마나 많은 자신감과 신뢰를 교정의사들이 더 가져야 하는가? 게다가, 예전의 retruded centric position으로 치료된 orthodontic gnathology 환자들에게는 무슨 일이라도 생겼는가? 그들에게서 TMD가 발생하기라도 했단 말인가?"

우리는 Rinchuse의 이런 말에 반박할 가치도 느끼지 못하지만, 이 분야에 대해 잘 모르거나, 어떤 이유로든지 orthodontic gnathology에 대하여 부정적인 편견을 가지도록 교육을 받았거나, Rinchuse와 같은 사람들에 의하여 사고 체계의 위험한 변화에 직면한 교정의사들을 Rinchuse의 궤변으로부터 구해내기 위하여 어리석은 진술이라고 생각되는 부분들을 하나씩 짚어 나가려고 한다.

앞서 설명한 바와 같이, 서로 다른 정의의 CR에서 하악 과두의 위치 차이가 0.3mm 이하에 불과하다면 그것은 변화가 전혀 없는 것과 마찬가지이다. 이 글을 읽는 모든 독자들은 Rinchuse가 말하듯이 CR의 개념이 바뀐 것이 마치 CR에서 과두의 위치가 의미 있는 정도로 크게 바뀌었다고 생각하기 쉬우나, 사실은 과두의 위치는 실질적인 변화가 거의 없으며(0.3mm 이하) 생역학적으로 타당한 위치로 개념만 바뀌었을 뿐이다.

이것에 대해서는 앞서 Hobo의 연구 결과를 인용하여 설명한 바 있다. 사정이 이러하니 당연히 RUM position으로 진단과 치료를 받은 사람이라도 단순히 바뀐 CR의 개념만 적용이 되었다면 임상적으로 큰 문제를 일으키지는 않았을 것이다. Gnathology에서 CR의 위치 정의가 바뀌었다고 해서 CR이 glenoid fossa에서 큰 이동을 일으킨 것도 아니며, CR이 갑자기 면적을 가질 정도의 넓은 범위로 바뀐 것이 절대 아님에도 불구하고 Rinchuse는 마치 RUM에서 AUM으로 변한 것이 마치 천지개벽이라도 된 것처럼 알고 있으니 우스운 생각까지 든다.

이론과 개념이 바뀔까 두려워서, 자기가 살고 있는 이 시대에서 가장 좋은 개념을 교정의사가 환자에게 적용시키지 못하는 것은 어떤 이유로라도 정당화되지 못한다. 모든 의사들은 자기 시대에 존재하는 가장 좋은 진단과 치료 방법을 선택하여 환자를 치료해야 할 의무가 있다.

아무리 evidence–based research data라 해도 세월이 흘러가며 다른 evidence와 paradigm에 의하여 무효화될 가능성이 있다. 현재 Rinchuse가 믿는 것들이 evidence–based data인 것이 지금 확실하며 앞으로도 전혀 변하지 않을 것들이라도 되는 것처럼 서술하지만 그의 주장은 근거에 기반을 두고 있지 않다. 그리고 Rinchuse는 일부러 'orthodontic gnathologist'라는 말을 쓰면서 마치 치의학의 다른 모든 분야에서 보편타당하게 받아들여지는 gnathology가 교정학 분야에서 받아들여지는 gnathology와는 다른 것 같은 인상을 의도적으로 주는 것으로 생각한다. Orthodontic gnathology는 보철학의 gnathology와 전혀 다르지 않다. 어쩌면 그는 이 사실을 정말 모를 수도 있다.

Rinchuse가 지적하는 또 다른 문제는 CR record인데, 그는 anti-gnathologic group을 포함하여 여섯 개의 학술 group에서 채득하는 CR record가 모두 약간씩 다르므로 어느 한 가지의 견해가 유효성을 가지기 어렵다는 말을 한다. 그가 말하는 여섯 개의 그룹들은 다음과 같았다: (1) Classic gnathology, (2) Bioesthetic dentistry, (3) Dawson, Pankey institute, (4) Neuro-muscular school (5) Roth orthodontic gnathologic view, (6) Anti-gnathologic view(오랫동안 전통적으로 행해지고 있는 신뢰 가능한 centric occlusion 혹은 maximum intercuspation으로 바이트 채득을 하고 있는). 여기에서 anti-gnathologic view에 대해 Rinchuse는 특정 그룹의 이름조차도 대지 못하고 있으며, 무슨 전통인지도 모르겠고 이 견해가 지난 한 세기 동안 전통적으로 받아들여지고 있는지 아닌지에 대해서도 우리는 전혀 모른다.

한 마디로 그는 우리가 하고 있는 논의의 쟁점을 모르거나 아니면 아예 모른 채 하는 것 같다. Rinchuse가 말 한 대로 CR record의 채득 방식에 따라서 아주 약간씩의 차이를 보일 수 있다. 그러나 그는 전혀 포함시키지 말아야 할 그룹, 즉 anti-gnathologic group을 여섯 번째의 그룹에 포함시켰는데, anti-gnathologic group은 다른 그룹들과의 비교 자체가 불가능하다. 다른 다섯 그룹들은 CR의 중요성을 모두 같이 인식하고 있으며, CR의 정의에 관해서도 모두가 미세한 정도까지 공감하고 있지만 anti-gnathologic group은 maximum intercuspation, 즉 CO record만을 채득하는 그룹이므로 최대의 노력을 기울여서 정밀하게 탁월한 임상 치료를(clinical excellence) 추구하는 나머지 다섯 group들과 비교한다는 것 자체가 말이 되지 않는다.

나머지 gnathology에 기반을 둔 견해들 사이에는 약간의 다른 의견들이 있지만 occlusal re-construction(교정치료를 포함) 시에 CR이 가지는 중요성에 대해서 같은 생각을 가지고 있다. Rinchuse가 생각하기에, 자신이 열거한 다섯 개의 그룹들의 성격 관하여 대부분의 교정의사들이 잘 알지 못할 것이라고 생각하는지 몰라도 gnathologic orthodontist들은 최소한 그가 열거한 다섯 개의 그룹의 관점에 대해서는 아주 익숙하고 그들이 어떤 교합의 개념과 치료 전략을 가지고 있는지 아주 잘 알고 있다. 이런 이유로 gnathologic orthodontist들은 Rinchuse가 문제의 핵심에 전혀 접근하지 못하고 있음을 알 수 있었다. 조금 더 적나라한 비유를 한다면, Rinchuse는 인간과 원숭이를 구별하지 못하고 있는 것이다. 인간은 인종에 따라 피부색과 체형이 달라도 유전학적으로 인간이지만, 제 아무리 똑똑한 원숭이라도 원숭이는 역시 원숭이일 뿐이다. 그러므로 크게 분류한다면 CR의 중요성을 인식하는 사람과 그것의 중요성을 부정하는 사람이 있을 뿐이다. 그리고 CR의 중요성을 공감하는 사람들 사이에서 논의할 일이 따로 있는 것이지, CR의 중요성을 인식하지 못하는 사람과 논의할 일이 아님에도 불구하고 Rinchuse는 이를 구분하지 못하는 것으로 보인다.

Rinchuse는 이 모든 논쟁을 하기에 앞서서 그가 'CR의 중요성을 부정하려는 것인지, 아니면 CR의 중요성은 인정하지만 앞의 다섯 개 그룹들이 가지는 다양성(실제는 모든 위치들이 거의 동일하다고 보아도 무방하다) 때문에 아직 자신이 어느 CR을 믿어야 할 지 모른다는 뜻인지'를 명확하게 표현해야 한다.

미신 8 CPO(견치보호교합)은 교정 환자의 치료가 향해야 할 우선적 기능교합의 형태이다.

Rinchuse는 분명한 evidence를 결코 제시하지 않으므로, 정확한 이유는 모르겠지만, canine protected occlusion(이후 CPO로 칭함)이 애매한 것이라고 했다. 그리고 Woda[49]의 말을 인용하여 순수한 견치보호(canine protection) 혹은 순수한 group function은 거의 존재하지 않으며 현대의 문명화된 인구 집단에서는 balancing contact가 일반적인 원칙인 것 같다고 했다. 그러나 그가 언급하는 'balancing contact'은 정상적인 치아의 접촉이 아니라 'balancing interference'로 현재 모두에게 알려져 있다. 교합학이나 수복치과학을 조금이라도 아는 사람들은 지금 그가 인용한 문헌이 정말 접하기 어려운 극소수의 사람들의 것임을 잘 알 수 있다. Rinchuse가 쓰는 용어들을 보면 그가 하악의 운동을 이해하는 수준과는 거리가 먼 것 같다. 왜냐 하면, 그는 balancing contact이라는 멋진 말로 포장을 하지만 이것은 balancing interference이며 이런 interference는 gnathology는 차치하고라도 교합학을 조금이라도 제대로 공부한 사람들에게는 달갑지 않은 대상이기 때문이다.

실제 우리가 balancing interference를 가지게 되면 이 간섭이 지렛점(fulcrum)이 되며, 하악과두와 디스크 등의 변위가 생기는 것은 가장 기본적인 지식이다(그림 15). 그런데도 balancing interference가 있는 것이 일반적인 원칙이라는 터무니없는 말은 도대체 어느 별에서 온 이론이란 말인가? 이런 종류의 주장을 보철과나 수복치과, 교합치료 분야에서 내세우거나 인용한다면 그 즉시 조롱감이 될 것이 뻔하다. 그러므로 Rinchuse는 이와 같은 자신의 주장이 담긴 연구 결

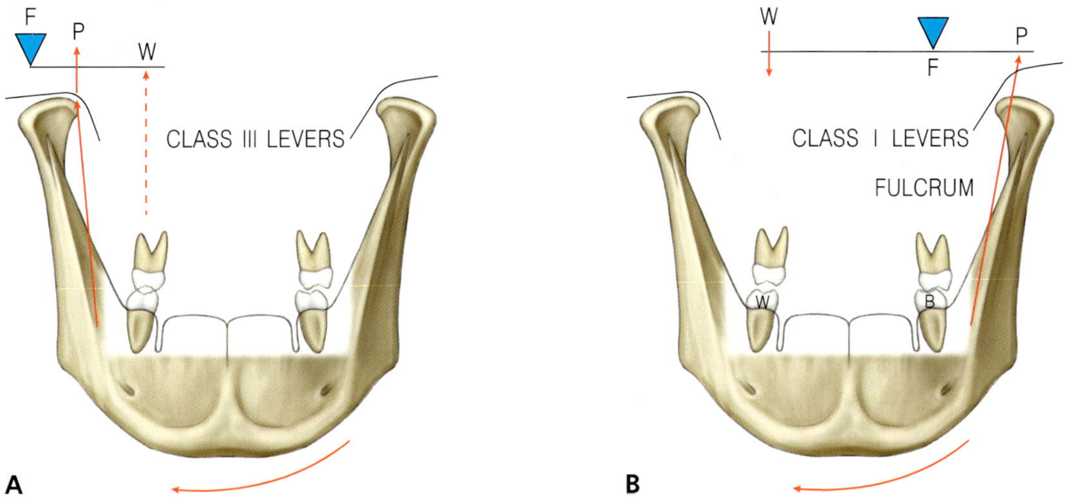

그림 15.
A, 우측으로 저작 시 정상적인 하악 운동의 지레 원리. 우측 과두가 fulcrum(F)이 되고 우측 저작근에 의해 power(P)가 형성되며, 우측 구치부에서 work area(W)를 표현하는 저작 영역이 형성되는 3급 지레 운동을 한다.
B, 하지만 좌측 구치부에 balancing side contacts이 있는 경우 이것이 fulcrum으로 작용하며, 이 premature에 의해 좌측 저작근이 과활성화가 되어 인체에 유해한 1급 지레 운동으로 바뀌게 된다. 이는 결국 하악 과두와 디스크 등의 변위의 원인이 된다.

과를 자신의 놀이터와 마찬가지인 교정학 저널이나 일반 치과의사(general practitioner)들의 잡지도 아닌, 교합학, 수복치과학 혹은 gnathology 저널 등에 먼저 기고해 보기를 적극 권장한다.

남의 논문을 자기 입맛에 맞게 취사선택하여 단순 인용 혹은 종설 형식으로 만들어 보고하는 것보다 자신의 임상 연구 자료를 이용하여 편견으로 가득 찬 evidence가 아닌 진정한 evidence를 만들어 잡지에 기고하라고 권하고 싶다.

그리고 Rinchuse는 "한 가지 타입의 교합인 CPO가 가장 이상적이라는 생각을 하지 말고 또 모든 사람들에게 맞는다고 생각하지도 말라."고 한다. CPO는 여러 개의 기능교합 중의 하나일 뿐이라고 하면서, Class I 교합을 가지고 있는 normal *static* occlusion 환자들도 balanced occlusion 혹은 group function을 가진다고 했다. 여기에서 우리는 그의 진술에서 드러나는 맹점을 놓치지 않고 지적하려고 한다. 그가 사용하는 용어인 'normal *static* occlusion'은 무엇을 의미하는 것인지 모르겠다. '*Static*'이라는 말은 '*dynamic* occlusion을 별도로 생각한다는 것인가? 그리고 그가 말하는 Class I 교합이라는 것은 하악 과두의 위치와 관계없는 치아만의 교합을 의미하는가, 아니면 하악 과두가 CR의 위치에 있을 때를 말하는 것인가? 그가 주장하는 CR의 범위(range of CR)라는 것조차도 사실 우리는 문헌에서 읽거나 강의에서 들어 본 적이 없지만, 만일 그가 주장하는 대로 하악 과두가 넓은 범위의 CR에서 존재하고, 환자가 Class I의 구치관계를 보이며(우선 CR이 범위를 가졌다는 말 자체가 Class I의 구치 관계를 허용하지 않는다), 전치유도도 없이 group function을 한다면 그것은 정말 큰 문제이다. 그것은 이미 group function이 아니라 대단히 파괴적인 prematurity를 만들어 내는 체계이기 때문이다. 이런 경우 운이 좋아서 하악이 넓은 범위를 운동하는 중에 어느 한 위치에 올 때에는 구치부의 group function이 이루어지지만, group function을 허용하는 하악의 그 한 가지 위치를 제외한 나머지의 하악의 위치에서는 유감스럽게도 많은 조기 접촉점(prematurity)들이 나타날 수밖에 없다(그림 16A, B). 그 prematurity는 지렛점으로 작용하며, 하악 운동 시에 악관절 내부 질서를 교란시키거나 더 심한 교모를 야기한다. 이것은 절대로 어려운 설명이 아니라 치과의사라면 가장 기본적으로 터득했어

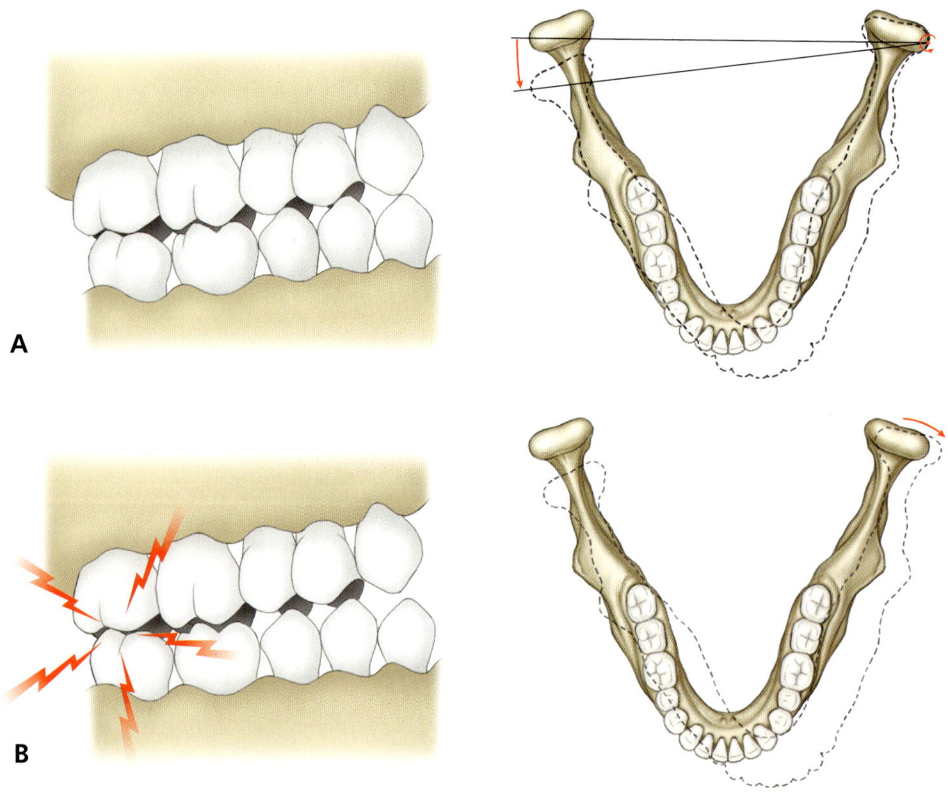

그림 16.

A, 이론적으로 group function에서 측방운동 시 여러 개의 치아에 동시에 lateral stress가 생기게 된다. Group function은 다수의 치아에 균등하게 힘을 받도록 한다는 것으로 오히려 치료 시 mutually protected occlusion보다 만들어 주기 어렵다. 그럼에도 불구하고 group function을 만들려고 한다면 먼저 working side의 하악 과두가 어느 한 위치에서 고정된 채로 회전축이 되어야 한다.

B, 만약 working condyle의 회전축이 fossa 내에서 넓은 범위로 움직인다면 group function을 허용하는 그 한 가지를 제외한 나머지의 하악 과두의 위치에서는 모두 prematurity로 바뀌고 만다. 그 prematurity는 1급 지레의 fulcrum으로 작용하며 하악 운동 시에 악관절 내부의 교란을 야기한다.

야 하는 교합의 기초 지식이다. 반론조차 필요 없는 기초 생역학을 말하는 것이다.

Rinchuse는 "환자의 고유한 특성에 따라 interference가 없으며 단지 balancing contact만 존재하는 group function과 balanced occlusion은 바람직한 기능교합 형태인 것으로 보인다."라고 했다. 그리고 "CPO의 stability와 longevity는 의심스럽다."라고 했다. 이 진술은 evidence-based statement와는 너무나 거리가 먼 표현방식이다. 그의 이러한 진술에 대하여 우리는 다시 비판을 해야만 할 것 같다. 교정치료 후 젊은 환자들이 보이는 balancing contact은 교합조정을 통하여 반드시 제거해야 마땅하다. 교정치료를 통해 만들어지는 자연치의 교합은 하악운동과 조화를 이루기 위해 인위적으로 occlusal surface를 만드는 보철치료 후의 교합과는 많이 다르다. CPO를 갖도록 교합을 만들면 구치부의 교모를 최소화하고 대부분의 interference 문제를 해결할 수 있음에도 불구하고 왜 Rinchuse는 balancing interference를 일반적인 규칙으로 생각했는지 근거(evidence)도 제시하지 않았고 그냥 '...보인다'라는 방식으로 표현했을 뿐이다. 또한 "Interference가 없으며 단지 balancing contact만 존재하는..."이라는 말을 할 때에는 먼저 '하악의 위치가 어느 위치에 있을 때'인지 밝혀야 한다. 즉, 하악이 측방운동(direct lateral movement)을 할 때인지, 전방운동(protrusive movement)을 할 때인지, 아니면 전측방운동(protrusive lateral movement)을 할 때인지를 밝혀야 한다. 하악의 운동 방향에 따라서 상·하악 치아들의 접촉 양상이 바뀐다는 사실을 그는 모르고 있는 것 같다. 이에 반하여 CPO scheme은 하악이 어느 방향으로 운동하든지 구치부의 이개(disclusion)가 이루어지므로 구치는 전치를, 전치는 구치를 보호할 수 있다. 그러므로 그가 말하는 balancing contact은 balancing interference이며 하악 운동 방향에 따라 지극히 파괴적인 교합이 될 가능성이 대단히 높은, 전혀 바람직하지 않은 교합체계이다.

그리고 전체 교합 재구성 치료와 같이 인위적으로 교합을 만들 때에 치과의사가 추구하는 교합이 group function이 되었든지 CPO가 되었든지, 일정한 하악 위치에서 보철물을 제작해야 하는데 이런 때에는 하악 과두를 어느 위치에 두고 보철물을 제작해야 옳은지 그의 의견을 듣고 싶다. 만일 Rinchuse가 권장하는 위치에 하악 과두를 두고 수복 치과의사가 환자에게 group function을 만들어 주면 그 환자가 하악을 어느 방향으로 움직이든지 그가 의도한 group function이 얻어질 것이라고 생각하느냐고 그에게 묻고 싶다. 유감스럽지만 예상되는 결과는 '모든 하악의 위치에서 group function이 얻어지기는커녕, 우리가 전혀 원치 않았던 조기 접촉(prematurity) 투성이를 보는 결과'가 되고 말 것이다.

이 항목에서 그는 마지막으로, "치료를 시작할 때에 견치가 완전히 맹출하지도 않은 어린 아이의 기능교합을 재확립시킨다는 것은 문제가 있다."라고 말했다. 그러면서 저작운동, craniofacial morphology, static occlusion type, 현재의 구강건강 상태, parafunctional habit 등을 고려하면, 개별 환자에게 적합한 기능교합에 관한 중요하고도 관련된 정보를 얻을 수 있을 것이라고 말했다. 먼저 '견치가 맹출 하지도 않은'이라는 그의 진술을 보고 그에 대하여 가지게 된 우리의 느낌은, Rinchuse는 치료 목표, 특히 교합 달성을 위한 뚜렷한 목표가 없이 치료 말기에 환자가 보여주는 상황에 따라 치료를 끝내겠다는 마음을 먹고 있는 것 같다는 것이다. 사람들 중에는 CPO의 교합체계를 가진 사람도 있으며, group function을 보이는 사람도 있고, 어떤 사람들은 지극히 불량한 교합을 가지고 있는 사람들도 있다. 지극히 불량한 교합을 가지는 사람들의 수가 많다고 해서 그들이 건강한 상태에 있는 것은 아니며, 우리가 치료를 통하여 궁극적으로 추구해야 할 목표는 더욱 아니다. 환자를 치료하는 모든 의사들은 환자들에게 최적의 건강 상태를 만들어 주기 위하여 가장 이상적으로 생각되는 치료 목표를 설정하고 그곳으로 방향을 맞추어야 한다. 그런 과정 중에서 어느 경우는 성취도가 높게 나타날 수도 있지만 어느 경우는 낮은 성취도로 끝나는 경우도 있다. 단순히 어떤 교합 양상의 빈도와 분포가 의미 있게 큰 것으로 나타났다는 이유로, 심지어는 파괴적인 교합이 교정의사들의 치료 목표가 되어야 한다는 것에 절대로 동의할 수 없다. Group function을 보이는 인구 분포는 분명히 의미 있는 정도의 크기지만, 그것이 우리가 추구해야 할 바람직한 목표는 절대로 아니다. 혹시 group function을 가진 환자에게서 극히 부분적인 수복치료를 하는 경우에는 기존의 group function을 무너뜨릴 수 없으므로 할 수 없이 그냥 받아들일 뿐이다. 그러나 만일 group function을 가진 환자에게서 우리가 전체 교합 재구성을 계획할 경우에는 우리가 가진 목표는 CPO이지 group function이 아니다. 교정치료는 전체 교합을 재구성하는 치료라는 점을 더 말할 필요가 있는가?

미신 9 교합기는 교정 진단에서 결정적인 구실을 한다.

이 항목 역시 많은 사람들의 오해를 불러일으킬 만한 문장이다.

Gnathologic orthodontists라고 할지라도 교정치료를 위하여 교합기를 사용하는 것이 '결정적(critical)'이라고 말하지 않는다. 교합기를 이용한다고 해서 환자의 치아를 효율적으로 빠르게 이동시키는 것이 아니다. 진단을 함에 있어서 숨어 있어서 발견하지 못하는 중요한 위험성들을 찾아내기 위하여 사용하거나 올바른 하악 과두의 위치에서 교합을 보다 더 정밀하게 맞추어 주기 위하여 교합기를 사용할 것을 강력히 권장하는 것뿐이지 '교합기를 사용하지 않으면 절대로 교정치료를 할 수 없다'는 인상을 주는 위와 같은 표현을 gnathologic orthodontist들은 하지 않는다.

사용하는 데 시간과 비용이 덜 들고 다루기도 쉬우며 많은 정보를 얻을 수 있는 교합기 사용을 반대할 이유가 없다. 그럼에도 불구하고 교합기를 이용하여 진단하는 것이 손으로 그냥 들고 관찰하는 방법보다 나을 것이 없다는 견해는 그 누구도 설득시키지 못할 것이다. 손으로 그냥 들고 환자의 교합을 관찰한다면 그 모형의 관절은 어디에 있으며 어떻게 하악 운동이 관절에 의하여 지배되는지(dictated) 설명해 줄 수 있을까? 역으로 그 방법이 교합기를 이용하여 진단하는 방법보다 더 많은 좋은 정보를 제공할 수 있는지를 묻고 싶다. 한두 개의 결손 치아를 수복하는 것이 아니라 교정치료와 같이 전체 교합을 바꾸어 주는 교합 재구성술을 하는 수복 치과의사들이 단순하게 손으로 모형을 들고 보철물을 만들어 환자에게 끼워 주는 것을 본 적이 있는지도 묻고 싶다.

Rinchuse의 견해를 요약하면 다음과 같다.

(1) 교합기는 고정성이나 가철성 보철물을 만들 때와 수술교정의 preclinical lab procedure에서 수직고경을 유지하기 위하여 필요하다.
(2) Lindauer 등의 보고를 인용하여, "개폐운동 시 과두는 회전뿐만 아니라 translation이 생기는데, 이때 instantaneous center of rotation이 생긴다."
(3) 교합기는 'terminal hinge axis'라는 잘못된 개념에서 만들어진 것이다(Posselt가 20mm까지는 도어(door)의 hinge처럼 운동한다고 했고 translation은 일어나지 않는다고 했다).
(4) "Posselt는 CR을 posterosuperior로 보았으며 anterosuperior로 보지는 않았다. 그래서 CR recording 시에 하악에 distal pressure를 주어 'terminal hinge axis'를 찾는 것이다."
(5) Mohl의 말을 인용하여, "TMD 진단에 있어서 교합기 탑재 모형의 민감성과 특이성은 보잘것 없다", "교합기 모형 탑재가 환자의 stomatognathic health를 개선시킨다는 유효한 증거가 없다."
(6) Kulbersh 등의 논문을 인용하여, "흥미롭게도 orthodontic gnathologic camp에 의한 가장 신뢰성 있고 유효한 보고의 하나는 'gnathologic과 nongnathologic의 차이가 아마도 1–2mm이며 그것도 수직선상에서 그러하다고 한다."
(7) 교합기는 하악의 운동을 정확하게 흉내낼 수 없다. 교합 관계의 채득은 static하며 환자에게 씹거나 기능하도록 요구하지도 않는다.
(8) Ellis의 문헌을 이용하여, "대부분, 교합기 모형 탑재는 교정 진단과 치료 계획에 영향을 미치는 것으로 나타나지 않았다."
(9) 결국 교합기 모형 탑재나 교합의 세밀한 부분과 과두의 위치에 신경 쓰다 보니 '치료 후의

occlusal settling 후에 일어나는 치열의 physiologic adaptation'에는 거의 신경 쓰지 않았다.

(10) 어린아이에서 glenoid fossa complex는 성장과 함께 변화하는데, 이것은 '치료를 통하여 항상 새로운 mounting을 시행해야 한다는 뜻'이 아닌가? Orthodontic gnathologist들은 사실이 아니라고 주장하지만, 교합기 탑재를 하는 데에는 시간과 비용이 더 많이 요구된다.'

Rinchuse의 견해에 대한 우리의 비판은 다음과 같다.

(1) 그가 말하는 대로, 교합기가 가철성이나 고정성 보철물을 만들 때에 필요한 이유는 무엇이라고 생각하는지 묻고 싶다. 그도 보철물 제작에는 교합기가 필요하다고 생각하는 모양이다. 교합기는 상악에 대한 하악의 정적인(static) 위치 관계를 재현하며, 완성한 보철물이 구강에서 조기 접촉을 일으키지 않도록 동적(dynamic) 상·하악 관계를 재현한다. 이 두 가지가 보철물을 제작에서 교합기가 필요한 이유이다. 교합기가 단순히 교합의 수직고경을 유지하기 위해서만 필요하다고 믿는 것은 교합에 대한 지식이 너무나 부족한 데에서 오는 진술이다. Rinchuse가 주장하는 대로 따른다면 수복 치과의사들도 교합기를 이용할 필요가 거의 없고 대신 손으로 모형을 잡고 보철물을 만들어야 한다. 손으로 잡고 관찰하고 보철물을 제작하는 편이 더 낫다고 생각하는 것 같다.

수술교정 시 '수직고경 유지'도 역시 상·하악의 삼차원적인 위치 관계의 재현이다. 보철물 제작 시와 차이점이 있다면 수술교정에서 사용하는 교합기의 용도는 정적인 관계(static relationship)인 반면에 보철물 제작 시에는 정적인 관계는 물론 동적인 관계의 재현까지도 목표로 한다는 것이다.

보철물을 제작할 때 교합기 상에서 상악에 대한 하악의 관계를 최대감합관계(maximum intercuspal relationship)로 탑재하는 경우 불행히도 CR과 CO의 차이가 크게 나타난다면, 최대감합위(maximum intercuspal position)에서 만든 보철물은 하악이 운동할 때에 간섭(interference)을 만들어 낼 것이다. 환자가 저작을 할 때에는 border movement의 boundary 안에서 하악은 어디로든지 움직일 수 있다. 그래서 보철의사와 수복 치과의사들은 교합기에 모형을 탑재할 때에 이미 border의 한 부분에 해당하는 CR의 관계로 모형을 탑재하는 것이다. 이것을 증명하기 위한 아주 간단한 실험이 있으므로 여기에 소개한다(그림 17).

교합을 올바르게 고친다는 관점에서 볼 때 보철물을 만드는 것과 교정치료의 차이점이 무엇인지

A

B

C

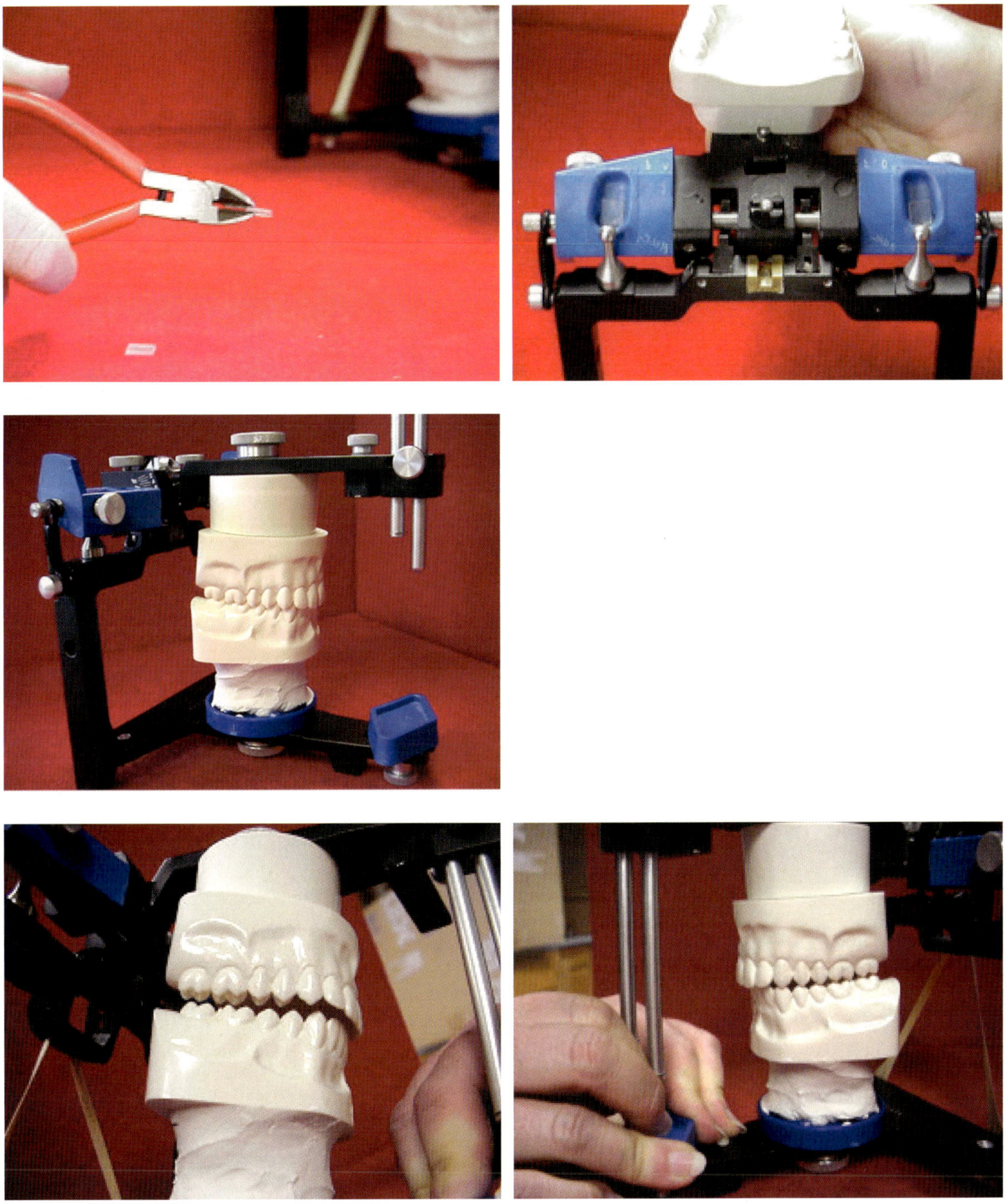

그림 17. CR이 간섭을 방지하는 유일한 하악 과두의 위치라는 것을 알기 위한 간단한 실험.

A, 먼저 두께 2mm의 plastic shim 두 개를 잘라서 교합기의 condylar box 내에 위치시킨다.

B, Plastic shim을 condylar box(fossa box)에 넣은 채로 하악을 상악의 치아에 가장 잘 맞도록 위치시키고 교합기에 탑재한다. 즉, shim이 위치된 상태로 maximum intercuspation을 시키는 것이다.

C, 교합기 상에서 하악을 어느 방향으로 움직이든지 간섭은 전혀 발견할 수 없다. 그 이유는 현재 shim이 fossa box에 들어가 있는 상태가 바로 CR 관계이기 때문이다.

(계속)

C

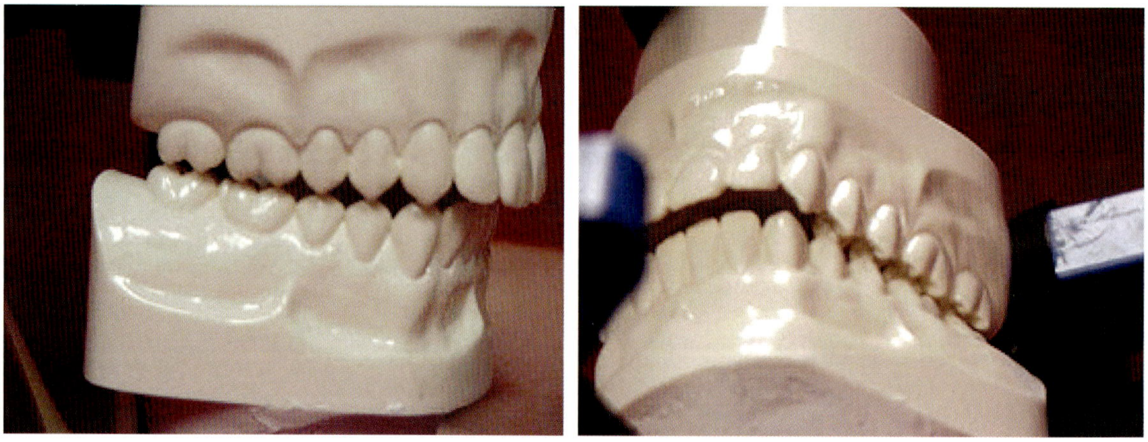

그림 17. *(계속)*
D, 그러나 fossa box에서 shim을 제거하고 난 후에 하악을 운동시키면 도처에서 치아 간섭이 생기는 것을 확연히 알 수 있다. Fossa box에서 shim을 제거한다는 것은 하악 과두가 상방으로 seating되는 상황을 만드는 것이다. 즉, 아무리 치아 관계가 maximum intercuspation을 이루고 있어도 하악이 CR 위치에 있지 못하면 하악이 편심운동(eccentric movement)을 할 때에 작업측(working side)과 균형측(비작업측/non-working side)에서 모두 엄청난 간섭이 생기게 된다. 그 결과 구치부의 조기 마모, 치주 파괴와 악관절 내부의 장애 등이 단독으로 혹은 복합적으로 나타나게 된다.

묻고 싶다. 보철치료를 하는 것과 마찬가지로 교정치료를 할 때에도 CO-CR discrepancy가 큰 환자에서 진단을 하고 치료를 하면 치료 후에 도처에서 간섭이 발생하는 것을 보게 된다. 보철물은 치아 간섭이 없어야 하지만 자연치에서는 간섭이 생겨도 좋다고 말하는 것인가?

(2), (3) 하악의 개폐운동 시에 rotation이 생기는 것은 사실이다. 그리고 하악이 어느 방향으로든지 움직이면 '즉각적인 회전중심(instantaneous center of rotation)'이 생기는 것도 사실이다.

Lindauer와 Rinchuse는, 우리가 의미를 두는 하악의 기능운동의 범위는 치아가 접촉을 유지하며 운동하는(3-4mm) 짧고 작은 범위라는 점을 알아야 한다고 했다. 하악을 벌려서 이미 20mm를 넘어가면 이것은 비기능 범위이다. 일단 치아가 접촉하는 범위를 넘어가면 하악은 instantaneous center of rotation이 만들어지는 동안 하악에 부착되어 있는 근육과 인대에 의하여 rotation과 translation을 시작하게 된다.

교합기를 이용하여 진단하고 치료하는 것이 의미를 가지는 것은 환자가 입을 20mm 이상으로 벌렸을 때가 아니라 상악 치아와 하악 치아가 기능 범위에서 접촉을 할 때이다. 우리가 주의를 기울여야 할 중요한 것은 치아들이 서로 접촉할 때 발생하는 기능적 움직임이다. 그리고 치아가 3-4mm의 기능적 운동의 범위를 벗어나서 치아가 접촉을 하는 상황이라면 최전방의 치아가 닿도록 해 주어야 한다. 그러나 후방 혹은 최후방 구치의 접촉이 일어나면 하악이 운동하는 지레 원리는 Class III 대신 Class I이 되어서 관절, 치아, 치주 등에 악영향을 준다는 사실은 이미 고전 생역학의 정설로 여겨지고 있다.

교합기를 이용하여 보철물을 제작할 때에 교합기의 lower member(교합기의 하악 부분)를 열어서 20mm 정도로 기능 범위를 벗어나도록 개구의 simulation을 한다거나 10mm 정도 lower member(교합기의 하악 부분)를 내밀어서 제작하는 경우를 보는 것은 정말 어려울 것이다. 보철물을 제작할 때에는 치아들이 삼차원적 공간에서 서로 접촉하는 관계가 중요한 것이지 치아의 기능적 접촉 범위에서 벗어나는 운동은 의미가 없다.

Rinchuse가 선호하는 group function이나 balanced occlusion을 보철적으로 만들고자 한다면, 바로 이 3-4mm밖에 되지 않는 기능 범위에서 치아들의 접촉을 인위적으로 group으로 닿도록 만들어야 한다. 앞서 말했지만, group function이나 balanced occlusion을 만든다고 해도 만들 당시의 하악 과두의 위치가 어느 곳이냐에 따라서 나타나는 교합의 양상이 크게 달라진다. 하악이 3-4mm의 작은 범위에서 움직인다 해도 하악 과두의 위치에 따라서 심한 교합 간섭이 발생할 수도 있다. 하악 과두가 전방과 하방으로 약 1mm씩 위치한 상태에서 인위적으로 만든 group function occlusion은 하악 과두가 CR로 환원하거나 다른 위치로 이동할 때에는 사라져 버리고, 그 대신 prematurity가 다수 나타나는 것이 보통이다.

치아의 형태를 임의로 만들 수 있는 보철치료가 이런 정도인데 자연치를 이동하는 교정치료를 통하여 일부러 group function을 달성한다는 것은 현실적으로 거의 불가능한 일이며, 혹시 group function을 만들었다 하더라도 '교정의사가 의도한 결과'라기보다 '어쩌다 보니 생긴 결과'를 아름다운 말로 포장하는 것이라고 생각한다. 교합기를 이용하여 교정 진단과 치료 계획을 수립하는 이유는 보철물을 만들 때에 교합기를 이용하는 이유와 동일하다. 교합기가 환자의 악기능 관계를 100% 재현하는 것은 물론 아니지만, 기능 범위 내에서 환자의 조건을 가장 유사하게 재현시키는 기구이다. "교합기가 환자의 상태를 100% 재현시키지 못하므로 사용하지 말고, 그냥 모형을 손으로 잡고서 진단과 치료 계획을 세워야 한다."라는 궤변을 계속 고집하지 않기를 진정으로 바란다. 교합기가 환자의 상태를 완전하게 재현하지 못하므로 교합기를 아예 사용하지 않고 전래적인 plain model을 이용하여 진단과 치료 계획을 수립하는 편이 낫다는 것이 그의 의견이라면 정말 큰 문제이다. Plain model을 사용하면 하악의 rotation과 translation, 그리고 instantaneous center of rotation을 모두 잘 찾을 수 있다는 말을 하고 있는 것인지 의문이 생긴다.

(4) 학문을 하는 사람이면 누구나 학술적 개념의 진보와 수정이 있다는 것을 알 것이다. 처음 CR을 규정할 때와 현대의 CR 개념이 다른 것은 사실이지만, 생역학적 개념의 진보라는 차원에서 새로운 CR을 이해해야 한다. 두 가지 CR이 보이는 차이점은 거의 없다고 보아도 무방하며, 생역학적인 차원에서의 개념의 수정만이 있을 뿐이었다. 혹시라도 Rinchuse가 두 가지의 CR의 차이(RUM과 AUM)가 1–3mm 정도로 큰 것이라고 생각하는지 모르겠다. 악관절 내의 하악 과두 위치를 말하는 rearmost와 anteriormost는, 'superiormost'라는 공간적 제약으로 인하여 거의 같은 위치이며 그 차이도 0.3mm 밖에 되지 않는다. 그럼에도 불구하고 이 두 가지의 위치 차이가 마치 몇 mm라도 되는 것처럼 터무니없는 주장을 하는 이유가 무지의 결과인지 아니면 반대를 위한 비논리적 주장인 것인지 궁금하다.

현대에 들어와서도, 치과의사들은 환자의 facebow transfer를 할 때에, 환자의 centric bite는 AUM으로 채득하면서도 정작 hinge axis를 AUM에서 찾는 것에 큰 어려움을 느끼고 있다. 그것은 아직도 해결해야 할 숙제이지만, 실제 임상에서 보는 RUM과 AUM의 차이는 거의 없다고 말할 수 있다.

(5) "TMD 진단에 있어서 교합기 탑재 모형의 민감성과 특이성은 보잘 것 없다."라고 말한 Mohl의 주장에 관해서 아주 간단한 반론으로 논쟁을 마무리 지을 수 있다고 생각한다. 만약 Molhl이 "교합기 모형 탑재가 환자의 stomatognathic health의 개선을 시킨다는 유효한 증거가 없다."라고 말했다면 우리는 다음과 같이 되물을 것이다: "교합기 모형 탑재보다 plain model을 사용하는 것이 환자의 stomatognathic health을 개선시키는 데 더 유효하다는 말인가? 아니면 두 가지 방법 사이에 효율성의 차이가 없으므로 교합기 사용을 반대하는 것인가?"

교합기를 이용한 진단과 치료를 하는 것이 '소용없는 일'이라고 그들이 말한다면 보철치료나 수복치료에서도 사용할 필요가 없다는 말과 같은데 그들의 다른 대안은 무엇인가? 만족도가 100%가 되지 못하다는 이유로 교합기를 사용하지 않을 것이라는 말은 이성적이지 않다. 더구나 그들은 진단과 치료 계획 수립에 plane model 을 사용하는 것은 100% 만족스럽다고 믿는 것처럼 보인다.

(6) Rinchuse는 Kulbersh의 논문을 인용, "흥미롭게도 orthodontic gnathologic camp(이 말에는 비아냥거림이 들어있다)에 의한 가장 신뢰성 있고 유효한 보고의 하나는 'gnathologic과 nongnathologic의 차이가 아마도 1–2mm이며 그것도 수직선상에서 그러하다고 한다."라고 했

다. Class I과 같은 골격부조화들 중 아주 많은 경우는 사실 수직부조화를 보인다. 하악 과두의 위치가 하방으로 1–2mm에 떨어져 존재하는 환자에게서 하악 과두가 CR의 위치로 가면 대개 최후방 구치 부위에 지렛점(fulcrum)이 생기며, 전치부에 더 심화된 Class II 관계와 개방교합이 나타난다. 하악 과두 수준에서 1–2mm 정도의 차이를 보이는 것은 결코 작은 양이 아니다. 바로 여기에서 Rinchuse와 그의 동조자들이 가지고 있는 문제점들을 볼 수 있다. RCP(retruded contact position)와 ICP(intercuspal position)에서 발생하는 1–2mm의 차이가 과두 수준이 아닌 전방 치아 부위에서 존재한다고 해도 환자가 TMD를 일으킬 조건이 될 수 있다. 정상적인 overbite와 overjet이 3–4mm인 것은 역시 '자연을 면밀하게 관찰한 결과'에서 나왔으며 그 결과를 Lee[43]와 같은 학자들이 보고해 준 것이다(그림 18).

그런데 만일 overbite가 2mm나 모자라서 겨우 1mm 밖에 되지 않는다면, 환자의 다른 교합 조건이 아무리 좋다고 가정해도, 환자가 하악을 전방으로 이동할 때에 겨우 1mm를 이동한 후에는 구치부의 간섭이 발생한다. 이것은 역시 반론이 필요 없는 아주 명백한 사실이다. 1mm의 overbite가 physiologic adaptation을 통해 3–4mm로 증가되는 일은 절대로 일어날 수 없다. Angle 시대 이후로 아무리 교정의사들이 '독자적'이며 '귀족적'인 교합 개념을 가지고 세대를 이어 받았다고 해도 Rinchuse가 주장하는 것들은 evidence–based data가 될 수 없을 뿐만이 아니라 상식적이지도 않다.

(7) "교합기는 하악의 운동을 정확하게 흉내 낼 수 없다. 교합 관계의 채득은 static하며 환자에

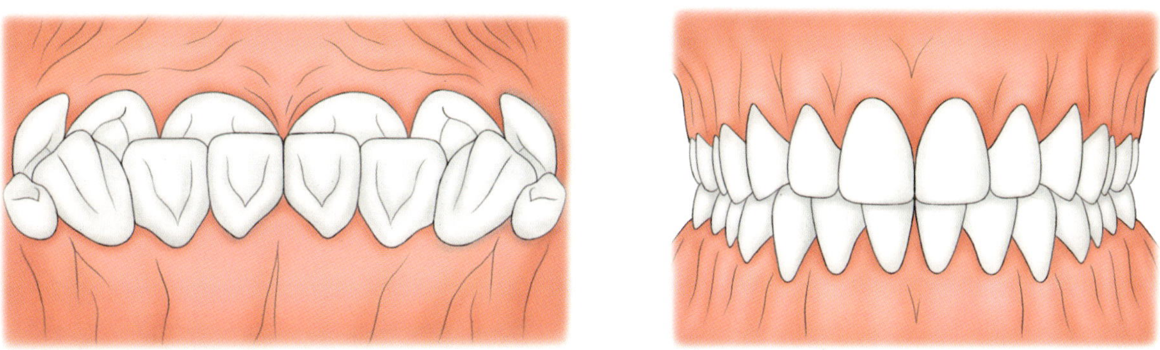

A B

그림 18.
A, 완전히 교합하고 있을 때 하악 치아의 절단연은 상악 절치의 cingulum 근처의 설측 fossa 내 최심부에 위치한다.
B, 상·하악 견치는 최소한의 수평피개를 가진다.

게 씹거나 기능하도록 요구하지도 않는다."라는 말로 Rinchuse는 비난을 이어간다.

교합기 중에는 크게 보아, 다루기 아주 어렵지만 환자의 하악 운동을 아주 세밀하게 재현할 수 있는 전조절성 교합기와, 이에 비해서는 재현성이 떨어지지만 매일의 임상에서 사용하기에 간편한 반조절성 교합기가 있다. 여기에서 우리는 논쟁의 요지를 잘 파악할 필요가 있다. 그 누가 "현대의 교합기가 환자의 턱운동을 완벽하게 재현시킬 수 있다."라고 했는가? 현재까지 개발된 그 어떠한 교합기도 환자의 턱운동을 완벽히 재현할 수 없는 것으로 우리는 알고 있다. 치의학에서만이 아니라 일반 의학목적으로 개발된 어떤 robot도 사람의 관절 운동을 100% 재현하지 못한다. 논쟁의 요지로 다시 돌아가면, 우리는 교합기의 완전성(perfection)을 논하는 것이 아니라 여러 가지 진단 도구 중에서 교합기의 효율성(effectiveness)을 논하고 있다는 점을 그는 다시 상기하기 바란다. 그리고 진단과 치료 계획 수립 시에, 교합기를 이용하는 것이 좋은지, 아니면 전통적인 방법으로 plain model을 이용하는 것이 좋은지에 대하여 논쟁을 벌이고 있는 것이다.

교합 관계를 채득하여 환자가 가진 진짜 교합과 가장 비슷한 상태를 교합기라고 불리는 기구에 어떻게 재현하는가에 대해 알 필요가 있다. 먼저, 환자에게서 측정하여 기록된 과로(condylar path)를 측정하여 환자의 관절에 해당되는 교합기의 한 부분인 condylar box에 환자의 과로 정보를 입력한다. 반조절성 교합기 중에서도 condylar box를 setting할 때에 check bite method를 이용하는 것이 있는 반면, Axiography와 같이 pantograph를 이용하여 과로 정보를 입력하는 것도 있다. 그러나 그 어떠한 방식의 교합기라도 환자의 턱운동을 재현한다는 면에서는 '전혀 아무것도 안하고 plain model을 이용하는 방법'보다는 월등하게 나은 정보를 제공한다는 점에서는 반박의 여지가 없다.

Rinchuse가 말하는 "교합기는 하악의 운동을 정확하게 재현할 수 없다. 바이트의 채득은 static 하며, 환자에게 씹거나 기능하도록 요구하지도 않는다."는 말에서 그가 교합기에 대해 알고 있는 지식의 한계를 명백하게 알 수 있다. 전조절성 교합기는 환자의 모든 턱운동을 반영할 수 있도록 condylar box를 깎아 condylar box를 설정하므로 환자의 하악이 운동할 때의 border movement를 거의 재현할 수 있다.

반조절성 교합기는 전조절성에 미치지는 못하지만 운동이 시작되는 점(starting point)과 끝나는 점(ending point)을 찾아내어(비록 중간 경로에서 미세한 차이를 보일 수도 있지만) condylar box를 조절해 줄 수 있다. Rinchuse가 말한 대로 교합기가 환자의 턱운동을 완전하게 재현하기는 어렵지만, 정적인 jaw relationship과 치아 접촉의 기능적 범위 내에 있는 동적 움직임을 그대로 simulation하기에는 충분하다.

(8) Rinchuse는 Ellis의 문헌을 이용하여, "대부분, 교합기 모형 탑재는 교정 진단과 치료 계획에 영향을 주는 것으로 보이지 않았다."라고 서술했다. 이 점에 관해서는 Frank Cordray의 논문의 결과가 설명을 아주 잘해 주고 있다. 처음 출발부터 CR relationship이나 gnathologic occlusion theory 자체를 부정하는 입장에서 출발한 사람들이 gnathology 이론을 바탕으로 만들어진 교합기의 유용성에 대하여 부정하는 것은 어찌 보면 너무도 당연한 결과이다.

Rinchuse와 같은 입장을 고수하는 사람들은 대개 교합이론을 적용시키지 않고도 운 좋게 환자에게 시달리지 않고 오랜 세월을 무탈하게 지내올 수 있었으며, 이런 부류의 교정의사들의 수가 적지 않은 것 같다. Rinchuse와 같은 교정의사들에게 Dawson은 좋은 충고를 하고 있다.[50] "Angle의 분류는 교합과 TMD의 관계를 평가하는 체계로 쓰기에는 부적절하다. 편향성 교합 간섭(deflective occlusal interference)은 Class I을 포함한 모든 Angle 분류에서 발생할 수 있다. 최대 교두 감합을 이루기 위해 악관절이 변위되어야만 하는 이러한 교합 간섭은 가장 일반적인 TMD인 교합-근육 통증을 유발하는 일차적 요인이다. 이럼에도 불구하고 치아의 최대감합을 이루기 위해서 악관절에서 하악 과두의 변위가 일어나느냐 아니냐 하는 문제는 Angle 분류에서는 고려할 대상도 아니었다." "만일 의미 있는 정도의 하악 과두의 변위가 있음에도 불구하고 Angle의 분류에만 의존하는 것은 치료 계획에서 심각한 오류를 야기할 수 있다. 또한 상·하악의 관계를 분석하기 전에 과두 위치를 정확하게 분석해야 심각한 관절의 변위를 간과하지 않게 된다."

(9) Rinchuse는 "결국 교합기 모형 탑재나 교합의 세밀한 부분과 과두의 위치에 신경 쓰다 보니 '치료 후의 occlusal settling 후에 일어나는 치열의 physiologic adaptation'에는 거의 신경 쓰지 않았다."라고 당당하게 말하지만, 그는 physiologic adaptation을 과신하는 것 같다. Rinchuse는 우리 교정의사들이 노력하여 예방하고 충분히 고칠 수 있는 병들을 physiologic adaptation이라는 요행에 의존하고 있는 것 같다. Physiologic adaptation을 기대하는 동안에 실제 일어나는 바람직하지 않은 일들은 다음과 같다: ① 원치 않는 방향으로의 치아이동과 crowding, ② 새로운 조기 접촉 부위의 발생, ③ 치아의 과도한 교모, ④ 하악의 muscle splinting, ⑤ TMD 등이 그것이다. 그 증상들은 급격히 발생할 수도 있지만 대부분 만성 파괴성 질환으로 남아있게 된다. Rinchuse가 말하는 physiologic adaptation은 우리가 기대하는 만큼 아름답게 일어나지 않는데도 불구하고 그는 아름답게 일어난다고 믿고 있는 것 같다.

Rinchuse의 이 말은 자기가 설치한 덫에 스스로 걸려드는 모습을 서술한 격인데, 그는 physiologic adaptation을 통하여 무엇인가 일어나기를 바라고 있음에 틀림없다. 물론 그 adaptation이라는 것은, 그가 생각하기에 바람직한 방향일 텐데, 결국 그것은 교합의 세밀한 안착과 과두의 위치 안정이라고 짐작한다. Orthodontic gnathologist들은 처음부터 교합기를 이용하여 문제점을 찾아내려고 하지만 그는 gnathology에서 시행하는 방법을 통하지 않고 physiological adaptation이라는 것을 통하여 gnathologist들이 성취하고자 하는 것과 꼭 같은 목표를 달성하기 원하는 것으로 보인다. 그러나 교합과 과두 위치에 대하여 그가 주장하는 바를 가감 없이 그대로 설명하자면, 과두 위치가 반드시 CR이 되어야 하는 것도 아니며, CPO가 되어야 하는 것도 아니므로 애당초 그는 'physiologic adaptation'을 바랄 것도 없는 것이다. 그럼에도 불구하고 그는 adaptation을 통해서 무엇인가를 얻기 바란다. 그는 physiologic adaptation의 결과로서 무엇을 얻게 될지 모르면서, 특정되지도 않은 위치에서 하악 과두가 안정되기 원하며 이런 하악의 위치에서의 최대감합만을 바라는 지도 모른다. 그러나 유감스럽게도 그것은 과두의 위치나 동적인 하악 운동과는 전혀 관계없는 정적인 관계(static relationship)일 뿐이다. 그의 바람대로 정적인 안정성(static stability)이 얻어진 것처럼 보여도 동적 움직임(dynamic movement)에서는 치아와 치열에 해를 주는 결과를 얻어낼 가능성이 불 보듯이 뻔하다. 그것을 막는 가장 이상적인 모델은 바로 CPO이다. 동적인 조화가 이루어질 때에만 정적인 안정성도 의미가 있다. 이에 관한 사항은 〈미신 9〉의 반론에서 실험을 통하여 잘 설명되어 있다.

(10) 치열이나 초기 혼합치열의 모든 어린 환자들의 모형을 교합기에 탑재하라는 말을 gnathologic orthodontist들이 하지 않았음에도 불구하고, Rinchuse는 여기에서도 여지없이 'all or nothing'의 논리로써 '틀짜기(framing)'를 하며 논쟁의 요지를 흐리게 만들고 있다.

어린 아이의 glenoid fossa가 아직 성장을 통한 변화를 겪고 있더라도, 교합기를 이용한 진단을 통하여 내원 당시의 상·하악 관계와 교합이 정상 범위에서 벗어난 정도와, 근신경계 보호기전(neuromuscular protective mechanism)에 의하여 감추어진 개방교합(hidden openbite)이나 악골의 편위(deviation) 등을 효율적으로 찾아낼 수 있다.

견치가 맹출하지 않은 아이에게서 당연히 CPO는 있을 수 없다. 그렇지만 어린 아이가 가진 과도한 개방교합이나 비대칭 문제, 전후방 성장 부조화의 문제 등을 효율적으로 찾아내기 위해서는 교합기를 이용한 진단이 적극 권장된다. 영구 견치가 존재하는 사람에게만 교합기가 의의가 있는 것이 아니다. 정상에서 벗어난 범위를 평가하거나 잠재적 질환을 예측하는 데 있어서도 교합기는 큰 도움이 된다. 다시 역으로 묻고 싶은 것은, 성장 추세를 정확히 평가하고 잠재하는 질환을 일찍 발견하는 것이 절대로 필요한 어린이들을 진단할 때에, 악관절과 하악 위치는 무시한 채 손으로 그냥 모형을 잡고 관찰하는 방법이 교합기를 이용한 진단 방법보다 낫다고 진정으로 생각하느냐는 것이다.

우리는 Rinchuse의 글을 읽고, 그가 교정 환자를 진료할 때에 치료 시작 전과 후의 모형을 오직 두 조(two sets)만 만들고 있는지도 모른다는 생각을 하게 되었다. 치료 전과 후를 통하여 어느 시점에서든지 필요한 경우에는 여러 번 교합기에 모형을 탑재할 수 있고 또 그렇게 해야만 한다. 특히 치료가 원활하게 진행되지 않는 경우 교합기에 탑재하여 평가하는 것은 필수적인 과정이다. "교합기 탑재에는 많은 시간과 비용이 들어간다."는 그의 말에는 전혀 동의할 수가 없다. 아마 Ruinchuse는 거의 혹은 전혀 교합기에 모형을 탑재해 본일 이 없을 수도 있지만, 우리는 오래 전에 이미 plain model도 만들어 보았고 그 이후에는 셀 수도 없을 정도로 많은 수의 모형을 교합기에 탑재하여 진단과 치료에 이용해 왔으므로 두 가지의 방법이 가진 여러 가지 차이를 잘 알고 있다. 교합기에 탑재하는 과정은 plain model을 만드는 것보다 훨씬 쉽고 시간이 절약되고, 기공소의 technician에게 맡기지 않아도 되므로 비용도 크게 절약되어 매일의 임상에서 누구라도 효과적으로 해 낼 수 있다.

Plain model의 사용을 주장하는 교정의사들에게 묻고 싶은 것은, 만일 심한 개방교합을 가진 환자의 모형을 만들어 놓고 처음에 채득한 centric bite를 잃어 버렸을 때에는 그 환자가 가진 교합을 어떤 방법으로 재현할 수 있느냐 하는 것이다. 이 경우 모형이 교합기에 탑재되지 않았다면 실제 환자의 교합을 찾는 것은 거의 불가능한데, 그 이유는 하악 과두의 위치를 기본으로 하여 상·하악골들이 서로 관련되어 있지 않으며, 교합면의 형태는 상·하악골의 위치 관계에 대한 어떤 힌트도 줄 수 없기 때문이다. 환자의 실제 intercuspal position과 모형상의 intercuspal position은 서로 다를 수 있다. 이러한 이유로 환자가 실제로 치아를 접촉하고 있는 상태를 평가할 수 있는 교합기가 필요한 이유가 한 가지 더 추가되는 셈이다. 특히 개방교합과 같이 상·하악 치아들의 접촉 수가 극소수인 경우에는 interocclusal record를 잃어버린다면 하악 과두의 위치와는 관계없는 최대감합(maximum intercuspation) 관계를 보는 것조차 매우 어려울 것이다.

교합기의 사용과 gnathologic record의 무용성을 주장하는 Rinchuse나 그의 의견에 동조하는 사람들은 한 세기 이전부터 훌륭한 선학들과 치의학의 모든 임상가들에 의하여 행해진 철저하고 세심한 관찰과 아울러 과학적 방법으로 입증된 교합과 하악 운동의 이론이 잘못 되었음을 먼저 밝혀내야 한다. 우리가 잘 알고 있는 하악 운동의 기전은 Lundeen과 Gibbs에 의하여 모델이

완성되었으며 이것 또한 위대한 관찰의 소산이다.[34] 하악 운동의 양상은 사람마다 차이를 보일 수도 있지만 기본적으로 정상적인 운동은 이미 규명되어 있다. 정상적으로 나타나는 개인적 차이와 병적 조건에서 보이는 운동은 완전히 다른 문제이다.

교정치료 분야에서의 교합기는 필요 없다는 말을 한 것을 보면 Rinchuse는 교정치료가 교합치료의 한 부분이라는 것을 잘 인식하지 못하고 있는 듯이 보인다. 환자의 교합치료를 위하여 수복치과에서 교합기가 필요하다면 당연히 교정치료에서도 필요한 것이며, 교정치료와 수복처치를 통한 교합치료의 실체가 서로 다르지 않음을 인식해야 한다. 이를 잘 인식하고 있는 연구자들은 여러 문헌을 통해 교정치료 분야에서의 교합기 무용론을 반박하고 있다.[22,44,51]

미신 10 많은 유효한 과학적 연구가 orthodontic gnathology를 지지한다.

이 항목에서 Rinchuse는 Cordray의 논문[52]을 비판하며 애써 gnathology를 폄하하려고 한다. 심지어 deprogramming시킨 후의 record가 처음의 것에 비하여 더 나은 것이라는 증거가 없다는 말을 한다. 이제 'degrogramming'은 치의학에서는 보편적 용어이며 이에 대해 조금이라도 경험이 있는 사람은 이 과정이 무엇을 말하는지 모두 알고 있다. 지금 Rinchuse의 주장은, Cordray가 deprogramming시킨 증례들이 원래의 것보다 더 생리적이라는 증거가 없다는 말이다. 논문을 쓸 때에 선학들의 것을 인용하는 이유 중의 하나는 꼭 같은 현상을 규명하기 위하여 쓸데없는 노력을 하지 말고 이미 세상에 소개된 연구 결과를 존중하라는 의미가 있다. 이 세상에 발표된 모든 논문들이 인용의 가치가 있는 것이라는 뜻은 아니지만, 전문가들 사이에서 타당하게 좋은 평판을 가지고 있는 것들은 충분히 관심과 인용의 대상이 될 자격이 있다. 그럼에도 불구하고 Rinchuse는 과학적으로 증명된 치료법에 대하여 그것을 개인이 다시 증명하기를 요구하고 있다. 내과 환자가 약을 먹은 후 혈액 중의 특정 수치가 낮아지거나 하는 것쯤은 쉽게 보여줄 수 있다. 그러나 환자가 느끼는 TMD의 자각 증상과 같은 주관적인 개선은, 혈액이 말해 주는 수치와 같은 것으로 나타내기가 어려우므로 환자들의 반응을 면밀하게 관찰하여 그 효과를 입증하곤 한다. 최근에는 초음파 axipath recorder와 같이 새롭게 도입된 운동 분석기 등을 통하여 deprogramming 후의 과두운동의 바람직한 변화를 관찰하는 것이 가능해지기도 하였다. Deprogramming은 이미 세상에 알려져서 널리 받아들여지고 있는 술식이기 때문에 그 효과를 재차 입증하기 위하여 Cordray는 'deprogramming'된 모든 환자의 악관절 속에 탐침을 넣어 개선현상을 증명해 보일 필요도 없으며, 근전도를 측정하여 환자의 저작근의 병변이 개선되었다거나, 악관절의 retrodiscal tissue의 혈행이 개선되었다는 것을 증명할 필요가 없는 것이다.

Rinchuse의 논쟁의 비효율적이고 비실용적인 방식은 위에 언급한 바와 같다. 백 년 전부터 시행되어 온 논문을 위한 실험을 현대에 와서까지 다시 반복하는 것은 현실적으로 어렵고 무의미한 일이다. 현미경으로 세포의 어떤 구조물을 발견해서 보고하는 것과는 아주 많이 다른 것이 바로 임상 치의학이다.

Rinchuse는 소위 말하는 evidence-based science의 기준을 활용하여 '자신과 반대되는 입장에서 작성된 논문들에 대하여 무효화' 하는 방식으로 논쟁을 이끌어 나간다. 아마도 그가 다른 이들을 공격하는 방법 그대로 그 자신의 논쟁을 평가한다면 evidence-based criteria의 첫 번째 단계도 통과하지 못 할 것이다.

교정학에서의 gnathology는 여태껏 '눈엣가시'처럼 여겨져 왔는데, 그 이유는 어떤 엉성한 교합 개념을 적용시키든지 아니면 교합 개념을 아예 가지지도 않고 교정치료를 해도 TMD나 교합에 당장은 큰 문제없이 넘어간 충분히 운이 좋은 교정의사들의 수가 적지 않았기 때문이다. 교합과는 전혀 무관하게 진행되어 온 교정학의 역사가 그런 교정의사들의 든든한 후원자로서 작용을 한 셈이다. 그러나 올바른 치료 개념의 부재로 인해 발생될 수 있는 심각한 교합적 문제나 TMD는 운 좋게 문제를 피하는 것보다 훨씬 중요한 이슈이다.

결론에 대한 반론

Rinchuse는 "교정치료에서는 모든 것들이 잘 작동해서 치료를 뒷받침 해 준다."라는 놀랄 만큼 충격적인 진술을 하고 있다. 교정치료를 받으러 내원하는 사람들 중의 많은 수는 복잡한 gnathologic principle을 적용하지 않아도 수월하게 치료될 지도 모르지만, 정작 gnathologic principle이 필요한 사람들에게 그것을 적용시키지 않아서 발생하는 해악은 실로 크다. Rinchuse는 먼저 한 세기를 통해 현대까지 전승되어 온 양심 있는 gnathology의 선학들의 연구를 비판하기에 앞서서 자신이 옳다고 주장하는 것을, 자기 스스로 evidence-based methodology를 적용시켜 반대자들을 설득해야 한다. 그것이 자신의 주장을 하기 위하여 그가 해야 할 최소의 일이다.

반대 논쟁의 본질

이제 우리는 다른 치과계의 영역과는 달리 왜 유독 교정 영역에서 이와 같은 논쟁이 일어났는지에 대해 생각해 볼 필요가 있다. Rinchuse와 그의 동조자들이 어떤 철학적인 입장에서 교정학을 바라보고 있는지는 살펴보면 왜 그들이 이와 같은 논쟁을 만들어 내었는지 이해하는 것이 더 쉬울 것이다. 그들의 사고 체계는 교정의사의 눈으로 보았을 때 더욱 경악할 정도이다. 2002년에 발간된 논문에서 그들은 "교정치료는 TMD의 증상을 만들지도, 낫게 할 수도 없으며, 치주질환을 완화시킬 수도 없다."라고 주장하였으며, "교정치료는 질병을 치료하는 것이 아니므로, 사회적, 심리적으로 정당화 될 수 있다."라고 말한 바 있다.[53] 달리 표현하면 그들은 교정치료의 기능적인 중요한 측면들을 무시하고 심미적인 부분에만 교정치료의 의미를 부여함으로써 자신들의 위치를 스스로 깎아 내리고, 교정의사들의 명예를 실추시키는 심각한 실수를 저지르고 있는 것이다. 그들은 "교정의사는 '전문적인 건강지킴이(a professional health caretaker)'로서 사명을 다해야 하며, '미용전문가 혹은 사업가'와는 차별되어야 할 것이다."라고 주장한 Roth의 태도와 정 반대의 입장을 고수하고 있는 것이다.

덧붙여 Ackerman과 Rinchuse 형제는 그들이 함께 작성한 논문[29]에서 "만일 우리가 이상적인 교합기준을 가진다면 임상에서 너무나 높은 실패율을 보이게 되어 실망만 하게 될 것이다."라고 언급하고 있다. 다른 말로 설명하면 gnathology에 기반을 두고 이상적인 교합을 추구한 교정치료는 달성하기 너무 어렵기 때문에 애초에 시행하지도 말아야 한다는 논리이다. 그들의 주장대로라면 교정의사들은 이상적인 치료 목표를 달성하는 대신 환자의 상태가 얼마나 좋아졌는지에 대한 것만 평가하면 된다는 것이다. Roth는 이전의 논쟁에서 "만약 TMD와 교합 간에 관계가 없다고 하는 그들의 주장을 받아들인다 할지라도 교정의사들에게 기능교합을 달성하기 위한 이상적이고 측정 가능한 목표를 세우거나, 과두 위치와 하악 운동과 관련된 개념을 받아들여서는 안 된다고 나설 권리는 없다."라고 언급한 바 있다. 교정치료에 있어서 목표의 설정은 매우 중요한 단계이다. 교정의사가 이상적인 치료 목표를 모든 환자에게 달성시켜 주지 못한다 하더라도 이상적 목표에 가까워지기 위해 모든 노력을 다해야 하는 것이 그들의 의무이다. 목표조차 세우지 않는다면 치료가 어디로 가고 있는지 어떻게 판단 할 수 있겠는가?

위에 언급한 그들의 두 가지 태도는 교정치료가 오직 사회적, 심리적 관점에서만 의미가 있으므로 이상적인 교정치료의 목표를 설정할 필요가 없다는 그들의 입장을 대변하는 것으로, gnathologic orthodontist를 비난하는 철학적 기조가 된다. 이와 같은 잘못된 생각으로 비롯된 gnathology에 대한 비난은, 특히 전문 분야에 처음 발을 들여 놓는 교정의사들을 잘못된 방향으로 이끌 수 있다. Evidence-based science라는 이름과 미사여구로 포장된 주장에 의해 전문가의 길을 걷는 사람들이 진실을 잘못 이해하거나 유혹에 빠져서는 안 된다.

재미있는 것은 Rinchuse만의 evidence(사실 우리가 보기에는 그가 주장하는 evidence들이 설득력 있지도 혹은 일관성 있지도 않으며, 그 주장을 정당화시키기 위해 'evidence'라는 단어를 남용하는 듯하다)를 계속 고집한다면, 그 동안 연구되어온 혹은 앞으로 연구될 어떤 종류의 주제에 대해서도 Rinchuse의 구미에 맞는 evidence를 찾기란 쉽지 않을 것이라는 점이다. 더 중요한 사실은 그가 스스로는 명확한 evidence를 보여주지 못하면서 다른 사람들이 쓴 논문 중에서 마음에 드는 것만 골라 인용하고, 실제 가치 있고 중요한 논문들은 의도적으로 부정한다는 것이다.

더욱이 Rinchuse는 대부분의 사람들이(학술적 관점의 논쟁에 적극적으로 개입하고 있는 참가자들과 매우 냉철한 눈으로 공부하는 극소수의 사람들을 제외하고) 자신의 논문에 인용된 다른 사람들의 논문 제목만 보고 자기가 내리는 결론을 아무 생각 없이 받아들이기 쉽다는 점을 이용하고 있다. 그는 자신의 주장을 관철시키기 위해 참고문헌의 내용을 왜곡하여 설명하기도 하였다. 이것은 양심과 도덕성의 문제이다. 가치가 낮은 연구들이 전통적으로 잘 알려진 논문으로 둔갑하는 경우, 독자들은 정확한 정보를 알 기회를 박탈당하고 만다.

과학은 궁극의 진실이 아니라 진실을 추구하는 과정에서 얻어질 수 있는 'well-organized knowledge'이다. 과학의 모든 영역은 개개의 요소와 사실에 대한 날카로운 관찰로부터 시작된다. 우리는 한명 한명의 환자를 적절한 방법으로 치료하고 이후 그에 대한 반응을 평가할 때 적절한 사람과 관점 그리고 방법에 의해 정립된 것만을 evidence로서 이용하는 것이 마땅하다. 임상가의 진정한 역할은 통계학자가 아니다. 임상가는 환자 개개인을 성공적으로 치료하고 그 임상 결과로부터 얻은 일관성 있는 원리를 evidence로 만드는 중요한 역할을 수행하여야 한다.

그러나 이러한 방법 대신 간단한 설문 조사나 환자로부터 얻어진 간단한 검사 소견 혹은 잘못된 결과를 만들어내는 편견이 가득한 연구처럼, 우리가 언급한 과학적 연구 방법과는 비교 불가능한 방법을 사용하여 만들어 낸 결과를 가지고 훌륭한 선학들에 의해 행해진 높은 수준의 연구 결과와 비교하려 한다면, 방법론적인 관점에서 볼 때 완전히 잘못된 것이다. 통계 기법이나 환자로부터 얻어진 설문 결과를 비교하는 것에 대한 논쟁 역시 중요하기는 하나, 이와 같은 연구 방법을 효율적으로 사용할 수 없는 연구들이 셀 수 없이 많이 있다.

수 십 년 간 고집해온 것들을 한 번에 무너뜨리는 것은 누구에게나 쉽지 않은 일이며, 그것을 고집스럽게 지키기 위해 evidence-based science 혹은 더 대단한 방법론도 악용될 수 있음을 알아야 할 것이다.

결론

지금까지 gnathology에 입각한 교정치료의 기본 개념을 살펴보고, 이에 반대하는 주장에 대한 반론을 기술하였다. 교정의사에게는 구강 기능을 포괄적으로 증진시킬 수 있는 기회와 책임이 동시에 부여되며 이런 책임을 회피해서는 안 된다. 우리는 환자에게 최선의 진료를 제공할 의무가 있고, 이에 필요한 임상적 기술을 배우고 익히는 것이 필요하다. 제대로 된 방법론과 논리를 갖춘 이론에 익숙하지 않다는 이유가 환자의 건강을 책임지고 있는 전문가로서 우리가 가진 의무를 회피하는 변명이 되어서는 안 된다.

참고문헌

1. Roth RH. The maintenance system and occlusal dynamics. Dent Clin North Am 1976;20:761-88.
2. Moffet BC Jr, Johnson LC, Mccabe JB, Askew HC. Articular remodeling in the adult human temporomandibular joint. Am J Anat 1969;115:119-41.
3. Sicher H. Sicher's oral anatomy. 7th ed. St. Louis: Mosby; 1980.p. 178.
4. Okeson JP. Management of temporomandibular disorders and occlusion. 3rd ed. St. Louis: Mosby; 1993.
5. McAdam DB. Tooth loading and cuspal guidance in canine and group-function occlusions. J of Prosthe-Dent 1976;35:283-90.
6. Scaife RR Jr. and Holt JE. Natural occurrence of Cuspid Guidandce, J Prosthet Dent 1969;22:225-9.
7. Christensen G. Is occlusion becoming more confusing? A plea for simplicity. J Am Dent Assoc. 2004;135:767-70.
8. Hockel JL. The Rinchuse/Roth group debate. Am J Orthod Dentofac Orthop 1996;109:17A.
9. Wood DP. Author's response(Letters). Angle Orthod 1995;65:7-8.
10. Rinchuse DJ, Sweitzer EM, Rinchuse DL. Understanding science and evidence-based decision making in orthodontics. Am J Orthod Dentofacial Orthop 2005;127:618-24.
11. Ismail AI, Brader JD. Evidence-based dentistry in clinical practice. J Am Dent Assoc 2004;135:78-83.
12. Johnston LE Jr. Commentary. Am J Orthod Dentofacial Orthop 2006:129:e1-4.
13. Roth RH. Roth vs Rinchuse debate. NESO Meeting; New York; December 17, 1997.
14. Flores-Mir C, Mauor MP, Major PW. Search and selection methodology of systemic reviews in orthodontics. Am J Orthod Dentofacial Orthop 2006:130:214-7.
15. Richards D. Outcomes, what outcomes? Evid Based Dent 2005;6:1.
16. Keim RG. The weight of evidence. J Clin Orthod 2004;38:121-2.
17. Dietrich T. Commentary: Evidence-based dentistry and the absence of evidence from randomized controlled trials for common dental procedures. Dental Abstracts 2006;51:192-3.
18. Rinchuse DJ, Kandasamy S. Myths of orthodontic gnathology. Am J Orthod Dentofacial Orthop 2009 Sep;136(3):322-30.
19. Johnston LE Jr. Fear and loathing in orthodontics: Notes on the death of theory. In:Carlson DS, editor. Craniofacial Growth Series. Ann Arbor: Center of Human Growth and Development; University of Michigan;1990. P. 75-90.
20. Lundeen HC, Gibbs CH. Advances in occlusion. Boston: John Wright PSG, 1982.p. 2-32.
21. Huffman RW, Regenos JW. Introduction to occlusion: an undergraduate manual. H&R Press;1971.
22. Utt TW, Meyers CE Jr, Wierzba TF, Hondrum SO. A Three-dimensional comparison of condylar position changes between centric relation and centric occlusion using the mandibular position indicator. Am J Orthod Dentofacial Orthop 1995;107:298-308.
23. Roth RH. Temporomandibular Pain-Dysfunction and Occlusal Relationships. Angle Society 1972.
24. Williamson EH. Anterior guidance: Its effect on electromyographic activity of the temporal and masseter muscles. J Prosthet Dent 1983;49:816-23.
25. McDonald JW, Hannam AG. Relationship between occlusal contacts and jaw-closing muscle activity during tooth clenching: Part I. J Prosthet Dent 1984;52:718-29
26. Belser UC, Hannam AG. The influence of altered working-side occlusal guidance on masticatory muscles and related jaw movement. J Prosthet Dent 1985;53:406-13.
27. Manns A, Chan C, Miralles R. Influence of group function and canine guidance on electromyographic activity of elevator muscles. J Prosthet Dent 1987;57:494-501.

28. Korioth TW, Hannam AG. Effect of bilateral asymmetric tooth clenching on load distribution at the mandibular condyles. J Prosthet Dent 1990;64:62-73.
29. Akerman MB, Rinchuse DJ, Rinchuse DJ. ABO certificate in the age of evidence and enhancement. Am J Orthod Dentofacial Orthop. 2006;130:133-40.
30. Ramfjord SP, Ash MM. Occlusion. Philadelphia: Saunders; 1966.
31. Kirveskari P, Le Bell Y, Salonen M, Forssell H, Grans L. Effect of elimination of occlusal interferences on signs and symptoms of craniomandibular disorder in young adults. J of Oral Rehabilitation 1989;16:21-6.
32. Ramfjord SP. Bruxism, a clinical and electromyographic study. J AN Dent Assoc 1961;62:21-44.
33. Roth RH. Temporomandibular pain-dysfunction and occlusal relationships. Angle Arthod 1973; 43:136-53.
34. Calagna LJ, Silverman SI, Garfinkel L. Influence of neuromuscular conditioning on centric relation registrations. J Prosthet Dent 1973;30:598-604.
35. Dawson PE. Evaluation, diagnosis and treatment of occlusal problems. St. Louis: Mosby, 1974.p.48-70.
36. Roth RH, Rolfs DA. Functional occlusion for the orthodontist. Part II. J Clin Orthod 1981;15:100-23.
37. Shildkraut M et al. The CR-CO discrepancy and its effect on cephalometric measurements. Angle Orthod 1994; 64:333-42
38. Wood DP, Elliot RW. Reproducibility of the centric relation bite registration technique. Angle Orthod 1994; 64:211-20.
39. Al-Ani Z, Gray RJ, Davies SJ, Sloan P, Glenny AM. Stabilization splint therapy for the treatment of temporomandibular myofacial pain: a systematic review. J Dent Educ. 2005;69:1242-50.
40. Choi BT, Baek SH. Effect of anterior guidance change on the condylar path in skeletal Class I young adult women using a splint with flat or steep anterior guidance. J Korean Dent Sci 2012;5:29-36.
41. Roth R. Point: a three dimensional comparison of condylar position changes between centric relation and centric occlusion using the mandibular position indicator. Am J Orthod Dentofacial Orthop 1995;107:315-8.
42. Stuart CE, Stallard H. Diagnosis and treatment of occlusal relations of the teeth. Texas Dent J 1957;430-5.
43. Lee RL. Esthetics and its relationship to function. In Rufenacht CR, editor. Fundamentals of esthetics. 1st ed. Chicago: Quintessence; 1990.p.137-209.
44. Crawford SD. Condylar axis position, as determined by the occlusion and measured by the CPI instrument, and signs and symptoms of temporomandibular dysfunction. Angle orthod. 1999;69:103-14.
45. Braun S. Achieving improved visualization of the temporomandibular joint condyle and fossa in the sagittal cephalogram and a pilot study of their relationship in habitual occlusion. Am J Orthod Dentofacial Orthop 1996; 109:635-8.
46. Griffiths RH. Report of the president's conference on the examination, diagnosis and management of temporomandibular disorders. J Am Dent Assoc 1983; 106:75-7.
47. Mcneil C, Mohl ND, Rugh JD, Tanaka TT. Temporomandibular disorders: diagnosis, management, education, and research. J Am Dent Assoc 1990;120:253-60.
48. Jo YH, Hobo S, Takayama H. Occlusion. Seoul, Korea: Kunja; 1996. p. 47-9, 356-60.
49. Woda A, Vigneron P, Kay D. Non-functional occlusal contacts: a review of literature. J Prosthe Dent 1979;42:335-41.
50. Dawson PE. Functional Occlusion : From TMJ to Smile Design. St Louis: Mosby; 2007. p. 104.
51. Wood CR. Centrically related cephalometrics. Am J Orthod 1977;71:156-72.
52. Cordray FE. Three-dimensional analysis of models articulated in the seated condylar position from a deprogrammed asymptomatic population: a prospective study. Part I. Am J Orthod Dentofacial Orthop 2006;129:619-30.